U0066989

大都會文化
METROPOLITAN CULTURE

大都會文化
METROPOLITAN CULTURE

大都會文化
METROPOLITAN CULTURE

大都會文化
METROPOLITAN CULTURE

慢一點，小林弘幸的究極健康法

ゆっくり生きれば、遠くまでいける
副交感神経で「最高の人生」を手に入れる

每天15分鐘的神奇改變

前言　為什麼放慢腳步生活會對健康有益呢？

如果有人問我：「什麼是究極的健康法呢？」我一定會毫不遲疑地回答：「放慢腳步生活。」因為我認為，「放慢腳步生活」這句話就包含了「所有的健康因素」。

但是，生活在現代社會的我們總是很忙，不只是忙到沒有時間、或總有忙不完的事而已，就連精神方面也沒辦法安定下來，總想著「真擔心那件事」、「這還真是令人煩惱啊」、「那件事讓人很不放心」……等。

你的日常生活也是這樣嗎？

・**工作很忙**。

・**擔心身體有狀況**。

・**有煩惱，心情總是無法平靜。**
・**被時間追著跑，無法輕鬆慢活。**
・**碰到人生瓶頸，意志消沉。**

生活在現代社會人們，大都抱著「有點不安、忙碌、疲累、煩惱」等情緒在生活。你或許也認命地覺得「每天很忙碌是理所當然的」、「無法消除不安和壓力是沒辦法的事」吧。

不過，這種「現實生活上與精神上無法平靜的日常生活」實際上正是傷害健康的一大因素；和「放慢腳步生活」恰恰相反，「不安且忙碌的日常生活」會確實地侵蝕著你的身體。

支配我們身體的，是「自律神經」，這點我們在後面會有更詳細的說明，不過簡單來說，自律神經是擔任讓心臟和腸胃運作、造血、管理血管收縮等所有「無法依照自由意志運作的部分」之系統，一旦自律神經失調的話，身體的狀況就會變差，最終導致生病。

遺憾的是，大多數人所過著的「忙碌且無法平靜的日常生活」，是一種會讓自律神經失調的生活型態，這種生活方式，會造成心臟和腸胃的功能變差、血液的品質下降、血流也會變得不順暢，結果，就是容易引起心臟和腦部的疾病、心血管疾病，以及腸胃問題等。

身心都忙碌的生活有害健康嗎？

「放慢腳步生活」對健康是很重要的嗎？

這是我想先請大家優先思考的問題，也是我在本書一開始寫上「放慢腳步生活，可以走得更遠」的意義。

如果你現在手裡正拿著這本書，打算「站著看看就好，不要買」的話，我希望你最少要記住這句話再回家。

因為這是非常重要的訊息。

並不是「沒有生病＝健康」

接下來讓我們從一些醫學的角度上來說明「放慢腳步生活」的重要性。

你確實知道「真正的健康狀態」是什麼嗎？

老實說這很重要。

如果有人問你：「你現在健康嗎？」你會怎麼回答呢？

如果是正在感冒的人可能會回答：「有點感冒……」

如果沒生什麼病的人可能會回答：「是的，我很健康。」

這樣的回答似乎很稀鬆平常，因為幾乎所有的人都認為「**沒有生病＝健康**」。但真的是如此嗎？

身為一個醫生，我認為「真正的健康」不只如此，所謂「真正的健康」是比「沒有生病」的層次還來得高。

那麼，「真正的健康」到底是什麼狀態呢？大家應該都很好奇吧。

我認為，**「真正的健康」是「優質的血液可以充分被運送到身體每個細胞」**這樣的境界。

請仔細想想，所謂的「生病」不是本來就可以解釋成「血液的品質和流動變差」嗎？具體的症狀雖然會依不同的疾病而有所不同，但不管是癌症、心臟疾病、腦部疾病、高血壓、糖尿病等，這些疾病都有一個共通點——「血液的品質和流動變差」。

所以，**「血液的品質和流動變差」才是「不健康」的典型模式**。

而「血液循環不良」不只和疾病相關，也與日常生活的許多負面情況有著關連性。

例如人際關係。

大家應該都有對工作或人際關係感到非常生氣的經驗吧。請你回想一下當時的情形，當你非常非常生氣的時候，那樣的狀態，說起來「只是生氣」，並不是「生病」

——通常不會有人認為「生氣＝生病」吧？

但我就不會把這樣的狀態叫做「健康」。

這一點是很重要的。

怎麼說呢？因為在你生氣的時候，你的自律神經就會嚴重失調，而自律神經失調的話，血液就會變濃稠，流動就會變得不順暢；身體一旦記住生氣的感覺，血液的品質就會惡化，這在醫學上已有證實。

同時，因為生氣，就會產生一種緊張感，血管收縮，血流會變得不順暢。這就和水管突然變細，水的流動瞬間變差一樣。

所以，光只是「生氣」這個行為，就會造成血液品質下降、血管收縮、血流不暢等，現在你知道這是多麼「不健康」的行為了吧！這種不健康的行為逐漸累積的話，早晚會生病，那是必然的結果。

除此之外，不只是「生氣」，「不安」和「緊張」也有著同樣的影響。

我們的身體如果記住不安的感覺，自律神經就會失調，身體便會陷入緊張狀態，出現心跳加速、血管收縮、血流不順等各種症狀。

所謂的不安，並不只是心情的問題，還會以我們看得到的形式影響我們的身體。如同日本俗諺所說「百病由心而起（病は気から）」，如果有生氣、不安和緊張等心理狀況的變化，身體就會對這些「變化」敏感而產生反應，進而使得身體越來越接近生病的狀態。

反過來說，人在安心的狀態下，血管會適度擴張，血液循環就會變得順暢。

究言之，**放慢腳步生活，便能達到最接近健康的狀態**，就是這麼一回事。

從醫學觀點而論，放慢腳步生活能幫助自律神經穩定平衡，而自律神經正常的話，血液就會流動順暢，血流如果順暢，不僅不容易生病，血液也可以充分地被運送到腦部，進而提高專注力，並使人能做出較好的判斷。

再者，時常處於冷靜的平常心狀態，情緒就比較不容易失控，也不容易引起人際關係上的問題。

真的是好處多多啊。

為了不要生病，且讓人際關係變好、使做事的效率提高，「真正的健康狀態」就是其中的關鍵；而為了達到這樣的狀態，請一定要記得：「放慢腳步生活」。

自律神經掌握所有的關鍵

放慢腳步生活的話，自律神經就可協調平衡。

自律神經協調平衡的話，就不容易生病，工作效率也會提高，人際關係亦會變好。

了解了這樣的關係後，再來我就要針對自律神經做詳細解說。為什麼呢？因為**自律神經正是掌握所有關鍵的重要人體系統**。

之前已經講過，所謂的自律神經是指「在身體裡面，自動（自律）運作的神經」。

心臟和腸胃、血管的運作、流汗等這些身體自主進行的運作，都和自律神經有關。

例如，在大家面前報告時，我們多少會緊張，心裡會噗通噗通的狂跳。但這並不是因為我們想著：「讓心臟噗通噗通的跳吧！」才造成的，而是心跳自己就加速了。

原來，當我們的身體處於緊張或不安時，自律神經就會有所反應，血管會收縮，心跳會加速，這就是「心臟噗通噗通跳」的原形——是「自律神經」搞的鬼。

自律神經又分為「交感神經」和「副交感神經」，簡單來說，交感神經就好比車子的油門，副交感神經則是煞車。

剛才舉的「在大家面前報告會緊張」的例子，就是交感神經（油門）作用活絡的狀態。運動、熱烈的討論、生氣、哭泣、情緒激動時也都是如此，這些全是交感神經（油門）較活絡的狀態。

另一方面，喝茶放鬆、晚上想睡或正在睡覺時，就是副交感神經（煞車）較活絡的時候了。

積極活動or緊張不安的狀態↓交感神經作用活絡

放鬆or睡覺↓副交感神經作用活絡

簡單的說，可以做以上的區分。

透過以上解說，你能了解交感神經和副交感神經的不同了嗎？

為了製造優質的血液，一定要整頓好腸內環境

在理解了自律神經（交感神經和副交感神經）後，接下來我想要談「血液和血管」。

前面亦曾說過，「真正的健康」是「優質的血液可以充分被運送到身體每個細胞」的狀態，而進一步分析這句話便可以知道，要達到上述狀態，就必須先吻合「**在體內製造優質血液**」以及「**血流順暢**」這兩個必要條件。也就是我們接下來要談的「血液

和血管」這個主題。

你知道血液的品質是從何決定的嗎？

答案是「腸子」，血液的品質是由腸道決定的。腸內環境好、腸道活動正常的話，就可以製造出優質的血液。

腸子的功能，除了「負責食物營養素的吸收」外，同時也肩負著另一項重責大任：「決定血液的品質」。

也因此，不少美容書籍都說：「整頓好腸內環境人就會變漂亮！」從很多角度來看，這是對的。在消除便祕、把老廢物質排出的同時，血液會變乾淨，而身體所需的必要營養成分就會被運送到身體的各個角落，最後就會讓肌膚變得有光澤。

所以說，不管對健康或對美容而言，腸子都是很重要的器官。

而控制腸道運作的也是自律神經，當中，又以副交感神經的影響較大。

當副交感神經較活絡時，包含腸子等內臟各器官才會積極運作。

舉例來說，當人們激烈運動時（也就是交感神經較活絡時），應該沒有人會覺得這時「內臟正在努力運作」吧；反過來說，當飯後和睡前等身心都較為放鬆時（也就是副交感神經較活絡時），才是內臟開始積極運作的時候。

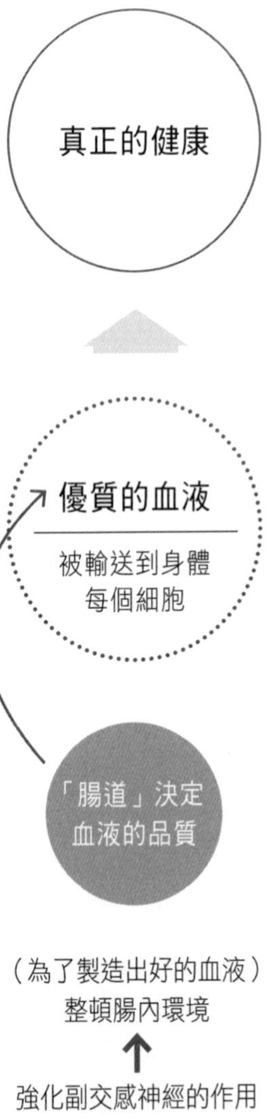
真正的健康
優質的血液
被輸送到身體
每個細胞
「腸道」決定
血液的品質
（為了製造出好的血液）
整頓腸內環境
強化副交感神經的作用

副交感神經作用活絡↓腸道積極運作

⬅

腸道積極運作↓血液品質提升

這個相對關係請務必牢記。

對血管而言，最要命的就是「太細」

談完了「整頓腸內環境，製造優質血液」的話題，接下來讓我們把話題往下推展，談談「把優質血液充分運送到身體的每個細胞」這個部分。

不管製造出來的血液品質有多好，只要無法運送到身體各個細胞的話，就不能稱做「真正的健康」。

不用說大家也知道，運送血液到細胞的是血管，而血管是藉由重複收縮和舒張，

自律神經的機制

☼ 交感神經→血管收縮之「戰鬥模式」／緊張感 up

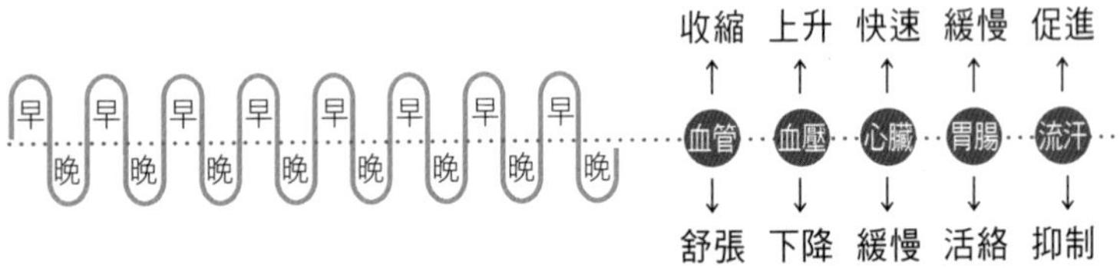

☾ 副交感神經→血管舒張之「休息模式」／緊張感 down

將血液運送到身體各處。

那麼，怎樣才叫做「好的血管」呢？

簡單的說，就是「**不要變得太細的血管**」。這是最重要的。

想像一下水管就很容易裡解了，當我們緊緊握住水管的一處，水的通道就會變細，於是水當然就很難流過；血管也是一樣，如果變成這樣的狀態，血液自然就無法被充分運送到每個細胞了。

而**控制血管收縮和舒張的也是自律神經**。我之所以會說「自律神經掌握所有的關鍵」就是因為如此。

血管具有在交感神經活絡時收縮，副交感神經活絡時舒張的特性。

說到這裡，大家應該都已經懂了吧。如果副交感神經一直持續較弱的話，血管就不會舒張，血液便只能在狹窄的範圍內勉強流動；如此一來，血壓當然會上升，血液也無法順利被運送到每個細胞了。

不僅如此！

如果血液只能在狹窄的範圍內強迫性流動的話，便會傷害到血管內壁，使其引發炎症，因而讓罹患血栓的風險提高。

當副交感神經活性明顯下降時，就會像這樣引起各式各樣的疾病。

四十歲、五十歲，絕對要「放慢腳步過生活」！

「真正的健康」是「優質的血液可以充分被運送到身體每個細胞」，不僅要能製造優質的血液，而為了要把血液運送到身體各個角落，副交感神經也很重要。

我希望各位能確實理解這件事。

還有，接下來要講的事也同樣重要，特別是四十幾歲和五十幾歲的人，真心希望你們能繼續認真讀下去。

事實上根據我們的研究，近年來有個新發現，就是**到了四十幾歲、五十幾歲時，副交感神經活性會急速下降**。

這聽起來很悲哀，但卻是不爭的事實。

我們到了這個年紀，即使沒做什麼不利於健康的事，但血液品質自然就會下降，血流也變得不順暢，無法避免地便遭受到這種雙重打擊。

而且四十幾歲、五十幾歲的人，也正是肩負重任的世代，不管在家庭或是職場中都倍受壓力；換句話說，他們也是每天都生活在「副交感神經活性容易較弱的環境」中的一個世代。

考慮到這個情形，就能理解「過了五十歲便容易得到各種疾病」是一個必然的結果。看看周遭的人，你是不是也覺得五十多歲上下的人，生病的比例非常多呢。

所以，我才想在本書中提出「為了得到真正的健康，所應養成的習慣」（為了放慢腳步生活的方法）。

換句話說，就是「**讓副交感神經活性上升（不要下降）的健康習慣**」。

因為是和副交感神經有關的話題，所以內容會遍及各個領域。其中，和睡眠、飲食及運動等「和健康相關的話題」是一定會講到的，另外還會包含工作方法、人際關係、度假方式等「有點偏離健康的話題」。

因為自律神經會牽涉到生活的各種層面。

但是，無論是什麼層面，目標都是一致的。總之就是為了要養成讓副交感神經活性上升（不要下降）的生活習慣。

讓本書成為一個契機，請你務必再次重新審視你的生活習慣。

第一章的主題為「**隨時留意『放慢腳步』，身體就會獲得改善**」，介紹日常生活中那些「**只要稍微留意一下即可的事情**」。沒有必要大幅改變現在的生活，因為只要稍微改變一下想法，自律神經就真的可以戲劇性地獲得調整。

正因為很單純又很簡單，所以現在馬上就可以開始。

誠心的希望各位在讀完後，能真的從中學會去「稍微留意一下某些行為」。

第二章將講述關於「**放慢腳步過生活，健康習慣Ｐｌｕｓ**」。當中內容的程度比第一章更高些，增加了「只要養成這些習慣，便能進一步調整好自律神經」的內容。

第三章則直搗「**人際關係**」。

你大部份的不安和煩惱是不是都和人際關係有關呢？

我所推薦的「放慢腳步生活」這句話中，也包含了「消除不安，能夠安心」這樣的意思，所以絕對不能不提到人際關係的問題。

在這章裡，將告訴你至今都沒人提過的「**醫生推薦的溝通術**」，請各位務必參考看看。

最後的第四章是關於「**時間的運用方式**」。

從醫學角度來看，真正有效率的時間運用方式是什麼呢？第四章的目的就是要傳達其真髓。

如果因為「放慢腳步生活」而讓工作效率降低的話，就完全沒有任何意義了。我在本書中將會告訴你，放慢腳步和工作效率降低，其實是恰恰相反的事。

實踐「放慢腳步生活」的話，會怎樣提高生產效率呢？

要怎麼做才能調節自律神經，發揮高成效呢？

我會毫不保留地介紹這些。

最後還有一點需要注意。

從第一章到第四章總共會介紹二十七個項目，但並不是說「這些全部都要實踐」。一個也好，兩個也好，先從一些自己可以做得到的項目開始做起吧！就讓我們以「真正的健康」為目標逐步邁進就好。

此外，由於市面上也充斥著各式各樣的健康法，大家不妨活用本書，透過它，去理解各種說法：「為什麼那個方法有效呢？」、「是怎樣對身體起作用的呢？」，從中了解其中真正的含意。

希望各位閱讀完本書後，能得到「放慢腳步生活」的祕訣。
這也是「幸福快樂過完更長久人生的祕訣」。

日本順天堂大學醫學部教授　小林弘幸

目錄

Chapter 2 放慢腳步過生活，健康習慣Plus

Chapter 3

慢活，創造優質的人際關係

Chapter 4

正確管理時間，改善「人生品質」！

Chapter

1

隨時留意「放慢腳步」，身體就會獲得改善

重要的是「稍微改變一下想法」。
沒有必要大幅度改變生活，
或是硬要實踐一些困難的健康法。
這裡說的方法很簡單、很容易，現在馬上就能學會。
知道了這些「小小的祕訣」，
現在馬上就讓你的身體恢復到良好狀態吧。

■改變早上的「一個」習慣，一整天就會改變！

為了「放慢腳步生活」，首先要注意的是早晨的生活方式。

你平常都怎麼度過早上的呢？

應該有很多人的早上除了忙還是忙，總是在手忙腳亂的情況下度過吧。

有人說，「早晨的一分鐘相當於中午的三十分鐘」，可見早上是多麼地忙碌。

但是對自律神經而言，最應該避免的生活習慣就是「慌慌張張地度過早上」。因為一起床就手忙腳亂，忙東忙西的話，交感神經就會開始活躍，副交感神經馬上就不運作了。

身體在我們睡覺時，副交感神經較為活絡，身體是以這樣的狀態迎接早晨的。好不容易經過一夜好眠，副交感神經的活性得到提升，但一到早晨就開始手忙腳亂的話，副交感神經的活性就會瞬間下降。

老實說，這是個很嚴重的問題。

早晨本來就是從「副交感神經活絡」轉換為「交感神經活絡」的時間點，就算什麼都不做，副交感神經活性也會慢慢下降，交感神經會上升。

因此，這時候就必須特別注意。

為了放慢腳步生活，**「自律神經的轉換」不應太過急遽地進行**，最重要的是，「讓副交感神經活絡的狀態慢慢轉變為交感神經活絡的狀態」。

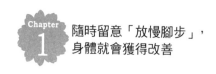

聽起來好像很難，不過這裡其實僅需注意一件事：**只要悠閒地、慢慢地行動就好**。

慢慢起床、慢慢洗臉，吃早餐、刷牙、上廁所、換衣服，不管做什麼都慢慢做，然後，邊喝咖啡，邊慢慢地看三十分鐘的報紙。

這種「近似拖拖拉拉的緩慢意識」就是讓自律神經順利切換的祕訣。

如果你總覺得「早上就是忙，沒什麼時間」，那也不用所有的動作都放慢速度做，但最少希望你能導入一個「緩慢行動」：只有刷牙慢慢刷，只有換衣服慢慢換，或是在家裡的走廊上慢慢走，什麼都可以，反正請把「放慢腳步」帶進忙碌的早晨吧。

這種「近似拖拖拉拉的緩慢意識」能讓身體恢復，使副交感神經活性上升。

當然，最理想狀況是有「悠閒緩慢的三十分鐘早晨」。不過假使做不到，只要能改變為「緩慢意識」，即使一點點也好，自律神經就會獲得調節。請一定要試試看。

失敗的「早晨」，帶來失敗的一天

人們常說「早晨的生活方式將會決定一整天的狀況」，這在醫學上來看也是如此。

我們的身體在早上的時候，會從副交感神經活絡轉換為交感神經活絡，而後的一整天，幾乎都會持續處於這樣的狀態，直到晚上，副交感神經才會再慢慢活絡起來。雖然每天可能會有些許不同的變化，不過大致上整個流程是這樣的。

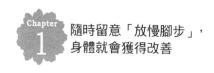

也就是說，早上的時間手忙腳亂的話，副交感神經會瞬間被抑制，如此一來，那一整天下來，副交感神經就可能都沒什麼機會恢復了。

而持續興奮、緊張的狀態，會讓那一整天的血流不順，當然也會變得注

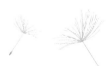

意力不集中、焦躁不安、判斷力遲鈍。

為了避免度過這樣失敗的一天，「早晨的生活方式」就顯得很重要。放慢腳步、優雅地度過早晨，讓「副交感神經活絡」的狀態慢慢地、慢慢地（真的非常緩慢地）轉換成「交感神經活絡」的狀態。

而象徵這個行為的正是「悠閒緩慢的三十分鐘早晨」（或是「早晨的緩慢意識」）。

早上的生活方式真的很重要，請務必實踐「緩慢的早晨」，跟「忙碌的早晨」說再見吧。

■三餐的目的，是為了「有規律的刺激腸道」

和度過早晨的方式有關，接下來，來談談關於早餐的事。

早餐，從很多角度來看都很重要，不過在本書中，將把重點放在「開啟腸子的開關」這個部分。

先前已經說過，早晨是從副交感神經活絡轉換為交感神經活絡的時間點；此外，也曾在前言中講述過，內臟（腸子）是在副交感神經活絡時才會積極運作。

如此說來，是不是表示，當我們睡覺時因為副交感神經較為活絡，所以腸子就會努力工作呢？其實不一定是這樣唷！

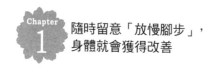

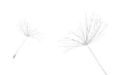

理由很簡單，因為睡覺時沒有「刺激」。

腸子是個很有趣的內臟器官，只要稍微給予刺激，它就會有所反應。即使在動手術時，只要輕輕敲腸子，它也會開始蠕動。

也就是說，腸子必需要有適度的刺激。在受到適度的刺激後，腸子就會開始積極工作，製造出優質的血液，再把血液運送到全身。這是其整體的運作機制。

早餐，正是一個刺激。

早餐，扮演著啟動腸子開關的角色。

所以早餐一定要吃。

飲食的基本原則是「適量規律」

就如同人們常說的那樣，早餐確實有「補充一整天能量」的功能。

不過，只要不是在上午就需要大量體力勞動的人，早餐其實沒有必要吃太多。

以我自己來說，雖然我從一早開始就要動好幾個手術，但我的早餐並不會因此吃得特別多。早上起床後，喝一杯水，頂多吃個香蕉、優格和一片吐司而已，然後就是實踐「悠閒緩慢的三十分鐘早晨」，慢慢喝杯咖啡。

只吃這樣，營養也很夠了。

反正，**早上最重要的目標只是「吃東西」**。

請特別留意這點。

現在已經有好好吃早餐的人，維持現狀就可以了；如果是沒吃早餐但吃很多午餐的人，那麼希望你能稍微改變，養成吃早餐的習慣，就算只吃一根香蕉也可以，吃點早餐，然後午餐不要吃那麼多。

為了要讓優質的血液可以運送到每個細胞，或是為了調節自律神經的平衡，**飲食的基本原則是「適量規律」**。吃早餐、午餐、晚餐這三餐，雖然也有「吸收營養」的目的，但把它想成是「為了有規律的刺激腸子」會更好。

在現今人們的飲食生活中，大部分的人可能會營養不均，但絕不會有營養不足的問題；大家真正的飲食問題，是在於「沒有採取可調整腸內環境的飲食方法」。

所以，為了開啟腸子的開關，早餐、午餐、晚餐都要有規律地吃。

而替「飲食規律」打頭陣的就是早餐。

量少也沒關係，但一定要吃點什麼東西。

晚餐要在「睡前三小時」前吃完

談完了早餐，接下來稍微說一下晚餐吧。

你吃完晚餐後，會隔多久才睡覺呢？

生活不規律的人，常常都會半夜吃東西，而一吃完就馬上睡覺吧。

其實不用我說大家也知道，「吃完，立刻就睡」對健康很不好。

翻開市面上販售的許多健康書籍，裡頭也都寫了不少這樣做的壞處，例如，吃下去的東西會沒辦法消化，會變胖，或是會對腸胃造成負擔等。

這些壞處就醫學觀點來看都是正確的。晚餐與睡覺的時間之間，至少應間隔三個小時，讓肚子淨空比較好。

至於其理由，接下來要從自律神經的觀點來論述。

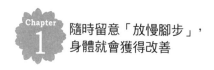

如果想過著副交感神經較為活絡的生活，最重要的就是「睡眠」。這個話題之後還會提到，不過在這裡先提出一點，那就是「吃完飯馬上睡覺」會讓睡眠品質下降，所以是個很不好的生活習慣。

為了要有「理想的睡眠」，進食後的三小時間隔是絕對必要的

只要一吃飯，我們體內的交感神經本就會開始活絡，再加上吃飯時又會動手動口，身體處於活躍工作的狀態，這也正是交感神經較為強勢的活動。

而吃完飯後，體內的副交感神經就會慢慢活絡，可說是「開啟了讓內臟活動的開關」吧，飯後想睡覺正是因為副交感神經活性上升所造成的。

「因為想睡了，就去睡吧」——很多人都會這麼想，所以會在這個時間點上就去睡覺。不過這樣便造成了很大的問題。

實際上，**剛吃飽的時候，副交感神經的活性還不夠強，並不足以使人擁有優質的睡眠品質**。

要從交感神經活絡的「吃飯時間」，轉換到副交感神經活性強度足以擁有理想睡眠品質的狀態，再怎麼樣都必須要有三個小時的時間。

另外，大家也都知道，吃下去的東西會因為太早入睡而沒有完全消化，結果在一整晚都沒有良好睡眠品質的情況下便迎來隔日早晨，不但自律神經會失調，第二天還會在胃很重的狀態下開始一整天的活動。

為了避免這樣子的情況，**飯後至少要間隔三個小時再去睡覺**。

這個習慣能帶來「理想的睡眠」，使得我們能在副交感神經活性很高的情況下迎接明天的到來。

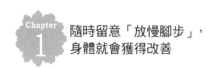

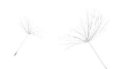

■不給身體帶來負擔的飲食調整

和飲食有關的，還有一項。

在此節，將特別解說兩個飲食要點，**這是四十幾歲、五十幾歲的人應該要特別注意的**。

重點之一，是一定要維持「六分飽」的習慣。雖然大家常說八分飽比較好，但要知道，比那再少一點的六分飽才是剛剛好的。

再囉嗦一次，「真正的健康」是「優質的血液可以充分被運送到身體每個細胞」，也就是說，如果沒有良好的血液，什麼都不用談了。

而之前也提過，決定血液品質的是「腸子」。

年輕的時候或許還比較無所謂，但到了一定年紀後，就一**定要遵守這個鐵則：「飲食絕不能給腸子帶來負擔」**。

和自己的身體打交道了幾十年，應該都有過感覺吃得太飽，「腸胃蠕動不順」，或是「胃不舒服想吐」的感覺。

這種感覺就是身體發出的危險訊號。

事實上，在比八分飽還少一點的六分飽狀態，才是腸子最能順利運作的狀態。

而對於四、五十歲的人來說，先前也提過，到了這個年紀，影響腸子蠕動的副交感神經功能會迅速下降。而另一個更不幸的消息是：腸內壞菌也是在這個年紀增加的。

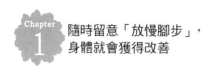

腸內住著好菌和壞菌，好菌多而壞菌少情況下，腸子會正常且積極工作。

但到了四、五十歲時，原本副交感神經活性就已經較低，再加上壞菌增加，對腸子而言真的是雙重打擊。此時，若再吃進大量食物的話，腸子的功能就會顯著降低。這個道裡就連外行人也是一看就懂了吧。

所以，吃飯要吃六分飽。

不要忘記這點。

在居酒屋喝完酒後，大家常會想「去吃碗拉麵填飽肚子吧！」年輕時這樣做還沒關係，但過了四十歲以後，「別吃拉麵，空腹回家」才是正確的做法。

推算一日用餐內容

關於飲食的**重點之二，就是「推算一日用餐內容」**。

對於那些能夠遵守一天三餐、固定每餐只吃六分飽的人來說，他的飲食是比較不會有問題的。

可是對於四、五十歲的人來說，他們往往沒辦法有效安排自己的飲食，特別是有時也不是特別想吃，但總會有些「因為應酬得去吃燒烤」、「一定要吃整份套餐」的情形。

在那樣的場合當中，如果可以說「我只吃沙拉就好……」或「我想吃六分飽就好……」，那飲食多少還能獲得控制，但實際上往往不可能這麼說。

所以，面對這種情形，就必須使用「推算一日用餐內容」的方法。

在「晚上有聚餐」、「要去吃燒烤」的這些日子裡，早餐和午餐就只吃香蕉、優格和沙拉就好，把空間留給晚餐。

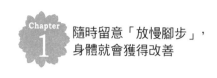

不用說大家也知道，晚餐吃最多的這種的吃法，對身體很不好；但是，在無法避免的狀況下，就要先把腸胃空出來，調整好狀態才行。

對自律神經而言，規律性很重要，所以也不建議在晚餐之前什麼都不吃，到了吃飯時間還是要吃飯，只是調整吃的量和內容就好。這點請不要忘記。

此外，還需要注意一點。

這種飲食調節的方式，僅限於一天內的飲食調整，這樣才會有效。

如果前一天晚上吃了燒烤，隔天就不吃早餐，午餐也只吃一點的話，其意義又不同了——那代表已傷害到腸胃，造成身體無法接受食物的狀態。

為了避免這種情況發生，事先規劃好飲食的調整就變得很重要，重點是要在「當天」做出調整。

我也是超喜歡吃燒烤的，每個月大約有一天會瘋狂吃肉，會吃下一公斤左右的肉；除此之外，聚餐的機會也很多，不管我再怎麼注意，晚餐的比例就是比較重。在那樣的日子裡，我會從早餐開始調整，而在聚餐時，若白飯或主食是可以剩下來的話，我會刻意剩下一半。

進行不給腸子帶來負擔的飲食調整後，身體狀況會確實變好，體重也不會一直增加，而且對工作的專注力也會有所提升。

「六分飽」和**「推算一日用餐內容」**，請你一定要實踐看看，只要一天，你的身體狀況就會出現改變。

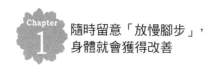

■只是仰望天空，身體就能瞬間改善

接下來要介紹的是「有意識的仰望天空」。

把「仰望天空」列為健康法的其中一項，大家或許會感到一頭霧水吧。一定會有人質疑「這和健康有什麼關係嗎？」但我必須說，絕對不能小看這個動作！

事實上，抬頭看天空，或是感受季節、天氣、大自然等行為，都會大大影響我們的身體。

請你回想一下，當你早上要去公司上班，出門前的那個瞬間，如果當時正在下雨，你一定會覺得「啊，下雨了，真討厭」吧。

不過對於像天氣好壞，風吹得舒不舒服，路邊開的花是什麼顏色、味道等，這些自然出現在日常生活中的東西，通常很少人會去特別注意。

但是，如果我們能在那個瞬間，能感受一下大自然，覺得「今天連一片雲都沒有啊」、「風吹來好舒服呀」、「已經是油菜花的季節了呢」……，那麼在這個瞬間，副交感神經就會快速活絡，自律神經便能獲得調節。

只要這麼做，就能讓血液循環更加順暢，使人能在良好的狀態下展開一整天的活動——這點已經得到實驗的證實。

在踏出家門的瞬間，抬頭仰望天空，感受一下大自然。

這是很細微的事，不過這些小事，真的能讓身體的狀況改變，而且只要花五秒鐘的時間。請務必一試。

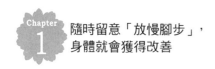

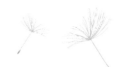

按下自身的「Reset」鍵

人在集中精神於某些事物時，就不大看得到周遭事物。例如工作時，精神高度集中的話，「就不會那麼在意周圍的雜音」，你一定也有這樣的經驗吧。

當然這樣的注意力集中是好的。

但是，這樣的專注力無法持續很久，人真的能集中注意力的時間頂多也只有一個半小時，超過一個小時後，再怎麼努力，專注力就是會下降。

這時，就要出去外面一下（或是到窗邊），抬頭看看天空。

「啊，今天天空好藍啊」、「風變得好冷啊」，只要這樣感受一下，自律神經就能恢復。

這種刻意放鬆，以利身體重新啟動的動作非常重要。

如果沒有將高度專注的狀態轉換，而繼續集中精神的話，那交感神經會持續維持活絡，副交感神經活性卻會漸漸下降，結果會造成血管收縮、血流不順，大腦所需的葡萄糖也就沒有辦法被運送至大腦了；之後，思考能力當然就會降低，且變得焦躁不安。在這樣的狀態下繼續工作的話，不僅對身體不好，也非常沒有效率。

所以在這種時候，一定要自己切換一下開關，抬頭看看天空吧。

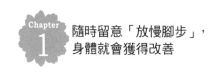

瞬間改變選手狀態的「魔法之語」

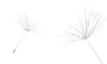

我在學生時代玩過橄欖球，在橄欖球的比賽中，大家都會陷入異常激動的狀態，是常人無法想像的、超越常態的超激動精神狀態。在比賽前，還常

常有人因為太激動而哭出來。

不過，請試著理解。橄欖球是一種超過一百公斤巨漢的互相衝撞，就算是撞成腦震盪也不奇怪的運動。在那樣的世界裡，如果沒有這種精神狀態，會害怕到不敢參加比賽。這就是橄欖球。

但從另一方面來看，如果不能冷靜應戰的話，就沒有辦法進行一場好比賽。

橄欖球就是這樣一種「很難調整到狀況剛好」的體育競賽。

關於橄欖球比賽，我聽過這樣的故事。

以前有一位很有名的選手，叫做宿澤廣朗先生（只要是橄欖球粉絲都知道），這是他還在早稻田大學時，於學生時代發生的故事。

當年，他們和宿敵明治大學爭奪日本第一，事情是發生在決賽時的中場休息時間裡。

要知道，在橄欖球比賽中，場邊是不會有教練的，教練可以在比賽前和休息時間時下指令，但在比賽當中，就只能在教練席上觀戰而已。

在這麼重要的中場休息時間裡，當時的早稻田教練召集所有選手圍成一個圓陣，在圓陣裡跟大家這麼說：

「各位看一下天空，能在這麼藍的天空下比賽，真的是一件很美好的事啊。」

如同教練所說的，那天是連一片雲都沒有的大晴天，湛藍的天空寬廣橫亙在冬天的天空上。

選手們聽到他的話，抬頭仰望天空，瞬間便在極度的緊張和激動狀態中，找回了一絲冷靜。

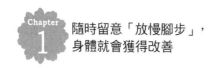

很明顯的，這是副交感神經活絡，自律神經恢復平衡的瞬間。

我也常對那些一流的運動選手建議：「**在比賽當中，抬頭仰望一下天空**」。

如果能這樣調節自律神經的話，就能瞬間冷靜，進而發揮出最佳表現。

當然，像是爭奪日本第一的橄欖球比賽那種緊張和激動，一般應該很少會出現吧。不過在日常生活當中，只要不經意的稍微的仰望一下天空，全身的血流就會變得順暢，馬上又可以讓精神再度恢復集中了。

在專注力高度集中的工作空檔時、會議進行不下去時、情緒激動時，請務必抬頭看一下天空，感受一下大自然吧。

這是一個令人出乎意料，卻不該被忽視，能實際使身體狀況獲得恢復的有效方法。

■「1：2呼吸法」，輕鬆喚醒副交感神經

平常我們總是不斷地在呼吸，但我們幾乎很少「有意識的呼吸」。

其實，只要稍微刻意呼吸一下，就能對調節自律神經帶來很大的幫助。

在此，我要推薦「**1：2呼吸法**」。

做法很簡單：**五秒吸氣，十秒吐氣**。就這樣而已。用吸氣時間的兩倍時間慢慢吐氣，這就是「1：2呼吸法」。

關於呼吸，大家或許常聽到如「腹式呼吸很重要」、「從鼻子吸氣，從嘴巴吐氣」等方法，不過，第一步，還是請大家先從「1：2呼吸法」開始慢慢做起就可以了。

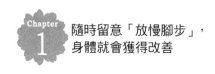

這樣的呼吸持續兩三分鐘的話，自律神經的數據就會完全不同。

在我上通告的電視節目裡，今田耕司先生也試過這種呼吸法，結果瞬間副交感神經的活性就獲得提升，血流順暢度也上升了。而在其他研究裡，也證明了「1：2呼吸法」的確可以調節自律神經的平衡。

在擔心某些事的時候、緊張的時候、生氣的時候、長時間工作而造成注意力低落等時候，刻意做做「1：2呼吸法」吧。

只要這麼做，就可以讓副交感神經的活性提升，血流變順暢，心情和身體都會比較安定。

非常簡單，請馬上實踐看看。

嘆氣絕不是壞事

既然提到呼吸，在此也特別講一下和其有所相關的「嘆氣」。

只要有討厭的事情發生，或是有擔心的事情時，大家都會「嗐～」地嘆氣。

常有人說「嘆氣的話幸福會溜走」，所以大家對嘆氣的印象都不太好。

不過，從醫學角度來看，嘆氣並不是不好的；相反地，我反而在很多場合都告訴大家：「請盡量嘆氣吧！」

當我們在擔心的時候，交感神經會活絡，身體會陷入一種緊張狀態，血管收縮、血流也變得不順暢。這時候，如果我們「嗐～」地嘆一口氣，這就好像是高爾夫球裡的 Recovery shot 一樣，讓我們有了救球的機會。

嘆氣有著和「1：2呼吸法」類似的效果，能喚醒副交感神經，調節自律神經的平衡。

因為**嘆氣和「1：2呼吸法」有其共通點——「刻意吐氣」**。

平常的呼吸，大都只會注意到「吸氣」這部分，比較容易忽略「吐氣」。不過「1：2呼吸法」和「嘆氣」，都確實可以有意識的強化吐氣這個部分。

這點非常重要。

如果可以確實吐氣的話，接下來就可以確實吸氣，接著呼吸就會變深，也會變得比較緩慢。呼吸緩慢的話，副交感神經就會活絡，全身便能放鬆，血流也會變得順暢，如此，葡萄糖就可以被充分供給到腦部，思慮和情緒也會穩定下來。

嘆氣能夠製造出這樣的契機，所以盡量嘆氣吧！那絕不是壞事。

不過雖然這麼說，既然同樣是呼吸，在嘆氣的時候，最好也能想到：「對了，這時候也來做個『1：2呼吸法』吧！」如果能夠如此，整體的狀態將能調整得更好。

工作告一段落，進入休息時間時，請記得做一下「1：2呼吸法」，就算只做兩三分鐘也好，自律神經的協調將會獲得飛躍式的改善。

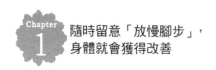

■大驚奇！忙碌與慢活的奇妙關係

在這世上，忙碌的人總是特別多。

我也是每天都很忙碌，所以沒資格說別人。不過這個「忙碌」，正是打亂自律神經的主要原因，要特別小心。

尤其是四、五十歲的人，和年輕時比起來，他們的副交感神經活性下降，身體、專注力也顯著降低；另一方面，工作的質和量卻不斷增加。

所以，首先應該要想辦法把這個落差補起來，否則體力降低，工作的質和量卻增加的話，想必會很吃力。

大部分的人都會想「忙碌也是沒辦法的事」、「因為有責任在身，不得不做」，卻沒去想任何解決的辦法，只靠意志力撐過去。

這樣身體遲早會垮掉。

到了一定的年齡後，工作的質和量都不斷增加，一定要趕快找到一個合理的方式，以彌補這之間的落差。

忙碌時更該「放慢腳步」

那麼，這個落差要怎麼樣才能彌補呢？

下面就出現了一個非常有趣的狀況！

一個理所當然的答案是：「把效率提高就好。」但這樣回答的話，你一定又會問：「那你教我要怎樣才能把效率提高啊！」

而讓我以醫生的身分（也是自律神經專家的身分）回答，我就會告訴

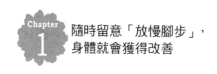

你：**「盡可能慢慢地做。」**

在忙碌時，卻說「慢慢做」？再怎麼想都會覺得是相反的兩件事。

不過，真正工作能力強的人，他們在工作時大多都是慢慢做；而嘴上老是掛著「好忙、好忙」在流汗奔走的人，他們反而沒什麼工作效率。

從醫學角度來看也是，在忙碌時，慌慌張張是最笨的行為。

要做的事本來就已經堆積如山了，如果再慌慌張張的話，交感神經會更活絡，血流不順，葡萄糖就沒辦法被供應給大腦，判斷力因此下降，情緒無法控制，造成人際關係惡化，進而無法提高效率。

這真的是惡性循環。

想要有效率地完成大量的工作，請記得最重要的一點：「**忙碌時更該放慢腳步**」。

就先從這一點開始做起吧。

英國名醫教會我的事，「放慢腳步」的極致精髓

做為「放慢腳步」的代表性做法之一，我隨時注意「字要慢慢寫」。

雖然這個世界已經逐漸電子化了，紙筆也變得不再常用，但總是有些需要寫字的場合，像是寫個筆記，或是簽名等。

這時，大家是不是不自覺地就會慌張潦草地寫呢？

無論是慢慢寫或快快寫，相差也不過幾秒（頂多差上一分鐘），那為什麼要慌張潦草地寫呢？請大家務必藉著這個機會，重新審視一下自己寫的筆記或簽名。

那種「字跡潦草的狀態」，就正是你自律神經的狀態。

字本身漂亮與否不是問題關鍵，重要的是，要慢慢地、認真地寫。

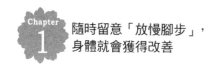

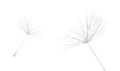

我在三十幾歲時，曾經在英國的醫院任職過，在那裡我遇到了 Mark Stringer 醫生。在聚集了全世界優秀醫生的那兒，他是一位特別優秀的醫生。

他教了我很多事情，其中一項，就是「字要慢慢地、認真地寫」。

他是一位優秀的醫生，平常非常忙碌。雖然外科醫生忙碌是理所當然的，不過他的忙碌，是所有外科醫生都一致公認「Mark 真的好忙」的程度，工作量非常大。

但即使每天都這麼忙碌，不知道為什麼，他看起來還是非常沉穩，身旁總是瀰漫著一種悠閒的氛圍。

現在想想，他一定是不管在什麼時候，都保持著自律神經的協調、副交感神經高度活絡的狀態吧。

有次，我看了他寫的病歷表，嚇了一跳。通常醫生寫的病歷表，字跡都是潦草到幾乎看不太懂的程度，不過他的病歷表不同，真的是慢慢寫，寫得非常整齊。

我覺得好像窺見到他的「沉穩」背後的祕密。

之後，我也澈底執行「字慢慢寫，寫得整齊端正」的原則。

只要一急的話，效率就會降低

不管多忙，只要記得「字慢慢寫」，很自然地，自律神經就會協調。

而且，很不可思議地，**只要慢慢寫字，就能獲得成就感**。

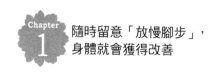

即便有很多文書工作要處理，只要慢慢地、整齊地寫，就會比匆忙亂寫時更能得到「啊，完成了」的成就感。

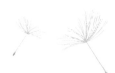

就我的經驗來看，慌張匆忙地做事，通常也沒辦法節省多少時間；而為了節省那麼一點點時間，卻讓自律神經混亂，血液循環變差，更讓工作的效

率和專注力降低，真的很不划算。

請一定要記得：「**在忙碌的時候，更要慢慢來**」。

這或許只是閒聊，不過我從球場要把高爾夫球袋寄回家時，在填寫託運單的當下，都一定會刻意慢慢寫，如果有需要畫圈的地方，我也會邊在心裡說「畫～圈」，然後一邊慢慢畫，澈底執行慢慢寫的方針。

四、五十歲後，工作越來越忙碌，迫切地想「增加工作的速度」，卻往往反而會讓效率降低，再怎麼著急，現實還是無法改變。想要合理並且有醫學根據地提高效率，就必須強化副交感神經的作用。換句話說，只有先擁有「真正健康的身體」，才能提高生產效率。

在忙碌時，著急慌張只會讓你的身體更不健康，結果，就只會造成效率降低。

請絕對不要忘記這件事。

■「睡眠對健康很重要」的真正原因

副交感神經活性高（不要下降）的生活是我們的理想，而為了要達成這個目標，接下來就要來談談最重要的睡眠。

「睡眠對健康很重要」，很多人都認為這太理所當然，所以也不特別重視──但這是絕對不能小看的一件事！

先請問一下，你真的理解「為什麼睡眠很重要嗎」？

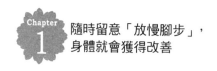

如果你想健康且精力十足地度過每一天，就應該要確實知道睡眠的重要性。

之前已提過，我們的身體到了四十歲以後，副交感神經的活性程度就會

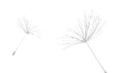

急速下降。副交感神經活絡的話能讓血管擴張、血流順暢，一旦活性下降，血流當然就會變得不順暢。

在這樣的情況下，如果再加上睡眠不足，就會讓副交感神經受到更多傷害。

睡眠不足，會讓副交感神經一整天都活性低落

我們的身體，在進行工作或與人交談等日常活動時，交感神經較為活絡；晚上睡覺前的放鬆時刻、以及進入睡眠後，副交感神經會較為活絡。

這樣的循環，是身體自然進行的正常狀態，所以沒什麼好擔心的。

可是真正的問題在於……

所謂自律神經的最佳狀態，是交感神經和副交感神經都以高活性的狀態

而保持平衡。

所以，即使是在交感神經較為活絡的白天，副交感神經也應該要保持一定程度的活性，這樣才是理想狀態。

但是，到了四十幾歲、五十幾歲後，副交感神經的活性急速下降，所以容易陷入「只有交感神經活性強的不健康狀態」。

如果只有交感神經這個油門過度作用的話，會出現沒有辦法冷靜判斷、無法抑制情緒等影響。「年紀越大越容易生氣」——人們常說的這句話在醫學上來看是確有其事的。

另外，副交感神經功能低下會造成血管收縮，進而增加引發高血壓、腦部疾病、心臟病等疾病的可能性。「副交感神經不活絡」這件事本身就已經夠可怕了，更何況它還會引起其他各式各樣的風險，所以，為了要避免這樣的情形，睡眠就顯得比任何事都來得重要。

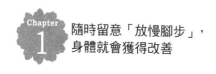

那麼，為什麼睡眠這麼重要呢？

答案顯而易見。**因為當你有良好的睡眠品質時，副交感神經的活性就會充分提升。**

相反地，如果睡眠不足的話（通常此時的整體狀況本就低落），副交感神經的活性會無法充分提振，而隨著隔天早晨的到來，又會再次進入交感神經作用較強的時段。這種情形，尤其對四、五十歲的人來說，是最壞的狀態。

最糟的就是「熬夜」。

在應該是副交感神經活性最強的時候（也就是晚上），不讓它運作，卻直接開始隔天的活動，這對自律神經而言是最不好的行為。

在副交感神經活性沒有充分提升的狀態下（例如熬夜熬到隔天），便開始進入交感神經活絡的時段，如此一來，就會整天都在副交感神經活性極端低下狀態中度過。這會對腸子、血管、腦、以及精神狀態帶來不好的影響。

所以，睡眠非常重要。

請一定要確實了解「副交感神經和睡眠之間的關係」。

每週要有一天的「睡覺日」

身為一個醫生，我認為「**睡覺也是工作之一**」、「**需要做計劃性的睡眠**」。

一定有很多人認為：「因為工作很忙，所以只能睡少一點。」但應該要從相反的方向來思考，應該要這麼想：「**為了要做好工作，充足的睡眠是必需的。**」

四、五十歲這種「副交感神經活性低下的世代」，老實說不能再逞強

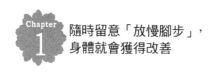

了。你可能會說：「睡眠不足的話只是會想睡而已。」但實際上，那是「血流變差，無法好好工作」的狀態。

不僅是為了不要生病而已，想要有精神、有效率地更好地完成工作，充足的睡眠是必要的。

理想的狀況是：每天在固定的時間睡覺，固定的時間起床，而且要確保睡足六個鐘頭左右。這不用多說大家也知道。只是在現實生活中，做不到的人很多。有很多人每天都過著深夜十二點才回家，隔天早上六點就起床的生活。

對於這樣的人，每週最少要訂一天（最好是在非假日）「充足睡眠日」。只有這天，不加班、不去喝酒、早點回家、早早吃完飯洗完澡、不看電視到很晚，用輕鬆的心情準備睡覺。

總之，所有的行動都是為了睡覺做準備，這就是「睡覺日」。

「睡覺日」只需要一天，就可以有效調節自律神經的平衡。

這可真的是「工作之一」。

請記得，睡眠是比任何事情都重要的工作。

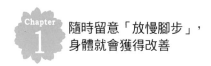

「有計劃」的「輕鬆假期」

第一章的最後，讓我們來談談「休假日」。

假日不想安排任何事，只想慵懶地度過一天——很多人都是這麼想吧。

可是，從醫學角度來看，以這樣的方式度過假日是最糟糕的，不僅不能消除疲勞，反而還會讓疲勞感增加。

說到這裡，希望各位不要誤會，我並不是說「假日也要積極地做各種活動」；在家裡慢慢地、悠閒地度過也是很好的方式，但一定要掌握一個要點：「**訂立寬鬆的計劃**」。

之前我曾建議過要安排一天「睡覺日」。如果能在平常日中找一天當

「睡覺日」是最好的，不過很多人都沒辦法做到吧？對於這些人，我建議「至少在假日時，不要設鬧鐘，睡到自然醒」。

聽到這句，你一定會覺得這只是毫無計劃地度過假日吧？並不是！**訂定「不設鬧鐘睡覺」這個計劃是很重要的**。

請不要認為「什麼嘛，就這樣喔」、「硬凹嘛」而小看這個計劃。

再說一次，這本書最大的目的是讓你知道「放慢腳步生活的祕訣」。

先前也說過了，**在「放慢腳步的生活」裡，「安心」是不可少的**。

因此，請著眼於「安心」這個字眼。

人，本來就會因為擔心「接下來不知道會怎麼樣……」，或是後悔「事情怎麼會變成這樣……」而讓自律神經嚴重失調，交感神經的活性會猛然上升，血管收縮，陷入一種緊張狀態。

不安和後悔，會直接給身體帶來不好的影響。

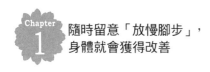

所以為了避免這樣的狀況，做好「計劃」是必要的。

在假日時，只要做「寬鬆的計劃」就好。如果你毫無計劃地度過假日，什麼都沒想就慵懶地度過一天，那麼到了晚上，當你想到：「明天開始又要上班了！」就會很懊惱的想：「啊，今天又什麼事都沒做，浪費了一整天……」

如此一來，這個本來應該是安心、放鬆，副交感神經活絡，而身體正要慢慢進入睡眠狀態的時間裡，卻因為腦中盤旋著「討厭的心情」、「有點後悔的想法」，於是讓自律神經的平衡出現失調。

如果真的想要慵懶地度過一整天的話，在假日前一天的晚上，就要做出決定：「明天我要澈底慵懶地度過一整天！」——這點非常重要。

人，很奇妙，當我們「訂立計劃的瞬間」就會變得安心。

而且，不管這個計劃的內容是什麼，只要有完成到某種程度，就會覺得

「啊，太好了」而變得安心些。

所以，雖然同樣是「慵懶地度過一整天」，但對於自己來說，「有計劃性的，和預料之外的」，其感受到的心情是不同的。

想怎麼樣度過假日都沒有關係，但請一定要遵守「有計劃性地度過（即使是寬鬆的計劃也沒關係）」這個法則。

找出自己的「放鬆模式」

只要一切都在計劃中，那麼就算是「一整天都懶洋洋地過」也沒關係。

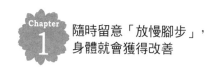

不過說真的，對於四、五十歲的人來說，一整天都懶洋洋的話，疲勞的感覺反而會變得更強——這點請一定要記住。

應該很多人都有過這種感覺：「年輕的時候甚至可以睡到傍晚，但年紀大了以後就沒有辦法了」。其實，一直睡覺，或是不斷保持在懶洋洋的狀態，那都是很需要體力的。

一般而言，就算不設鬧鐘，大概也會在中午十二點前起床，此時，如果沒有後續計劃的話，結果就是讓時間慢慢流逝而已。為了不要陷入這種「沒有計劃性的懶洋洋狀態」，**找到「屬於自己的放鬆模式」就很重要**。去釣魚，或是去購物，都好。只要是可以讓自己輕鬆度過，不要太過勞累的方式就好。

當然，重點也是要「有計劃地」執行。

雖然沒有必要真的列出行程表，一分一秒都照表操課，不過要有類似「傍晚四點前應該要買完東西」、「這兩個小時就享受一下做○○的快樂吧」，這樣的概略性計劃。

如此一來，就可以安心玩樂，也不會有額外的疲勞累積。

就我而言，我會找出一個屬於自己的能量場域，在假日的時候去晃晃。雖說是能量場域，其實也只是一間喜歡的咖啡廳、或大樓頂樓而已，不過，在那些地方，邊看書邊喝咖啡就是最好的放鬆模式了。不用特別測量數據，便能感覺到副交感神經活絡起來、自律神經變得協調了。

在自己喜歡的道路上散步也可以、在公園度過下午的時光也可以、和朋友見面聊天也可以，找一個適合你自己的放鬆模式，有計劃地執行，這就是好好度過假日的祕訣。

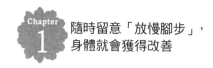

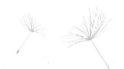

Chapter

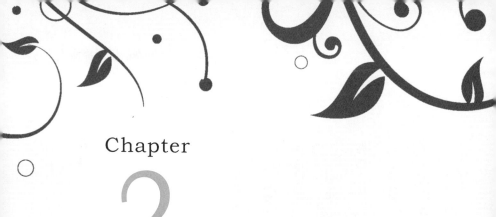

2

放慢腳步過生活，健康習慣Plus

為了要放慢腳步過生活，哪些生活習慣是最好的呢？
睡眠該如何？飲食要如何？運動又是怎麼樣才好？
只要改變生活上的「這一點」，你就會變得健康！
讓我用重點提示的方法來傳授祕訣吧。

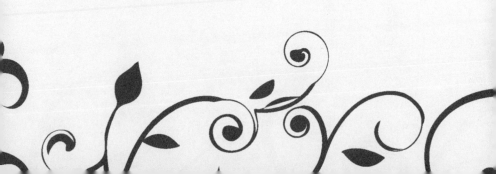

■早晨做健檢，充分掌握身體資訊

為了要更健康，希望你能建立一個習慣──「早晨的健康檢查」。

想要維持健康，就必須「掌握自己的狀態」。這點非常重要。

「現在自己的身體是什麼狀態呢？」、「有沒有哪裡出現什麼警訊？」，像這樣確認自己身體的訊息，正是所有健康法的起點。

只是，雖然人人都知道「健康檢查很重要」，可是卻不知道「什麼時候做檢查」、「做什麼檢查」吧！這是很多人共同的疑問。

的確，這點真的很讓人為難，健康檢查如果做得太細，那還真是沒完沒了。所以這裡特別只列舉「**早上一定要檢查的四個項目**」。

只要能做好這四項檢查，大致就沒問題了。

1. 你感到非常疲倦嗎？

第一個檢查項目是：「你感到非常疲倦嗎？」

你應該也有過早上起來時，突然感到「好累，爬不起來」的經驗吧。如果是這樣，那這一天你就要在此項目上打勾。

另外，如果有火燒心、肚子不舒服、頭暈等症狀，也要打勾。

不過這裡有一點要先說明，並**不是「只要打勾就代表生病」**。

這個「早晨的健康檢查」有兩個目的。

第一個目的，是知道「自己的狀態」。

每天確認的話，就會注意到「累了、不舒服、頭暈」等症狀是每天都會改變的。就算同樣是「累了」，也有症狀輕重的不同，自己知道程度的差異是很重要的。

第二個目的，是可以掌握到「生病的訊息」。

老實說，到了四、五十歲後，每隔幾天就會有「非常累，累到爬不起來」、「有點頭暈」等症狀出現，和十幾、二十幾歲時的身體狀況是不一樣的。

所以，即使「在這個項目上打勾」，也不用馬上就擔心起來；就算連續一兩天都打勾了，只要第三天情況有所改善，那也就不算是有什麼大問題。

可是，如果「累到爬不起來」、「火燒心」、「頭暈」等症狀持續五天以上，那就可能是某種生病的警訊了。

如果有這種情形的話，請儘快在一個星期內去趟醫院吧。

請給自己定下一個規則：**「連續五天以上有問題的話，一定要在一星期**

內去看醫生」。這點也很重要。

不過，我也可以斷言，**即使是去醫院，大概也有95%的機率是不會診斷出什麼毛病的。如果只是在早晨健檢中連續五天有問題的話，通常是不會檢驗出什麼大病的**。

不過，即使如此，如果真的發生這樣的狀況，還是得去醫院，這點非常重要。

理由很簡單，因為這樣可以讓人安心。

想要實踐「放慢腳步過生活」，最重要的，就是「安心」。

如果日常生活中存有「不安」的話，自律神經當然就會混亂，進而使工作效率低落，嚴重的甚至還會引發疾病。

所以，當「早晨健檢」中有五天有問題時，由於95%的可能都不是生病，因此請不要害怕，去醫院讓自己「安心」吧。

再者，如果真的遇到那5%的可能性，因為是早期發現病症，當然也算是幸運了。

以現在的醫學技術而言，只要能早期發現，幾乎大部分的疾病都可以治癒。

無論如何，只要在早晨的健康檢查裡，連續五天有問題的話，就要在一個星期內去醫院——請務必遵守這個習慣（或是規則）。

2. 檢查「尿液和大便」

第二個檢查項目是「檢查尿液和大便」。要檢查早晨第一泡尿和大便。

首先，檢查尿液的顏色。要注意和平常的尿液比起來，顏色是不是濃很多？有沒有血滲在裡面？

雖然尿液的顏色每天都會有一些微妙的變化，不過如果連續五天的顏色都很濃的話，就可能是生病的前兆。

還有，也要注意排尿的方式。

如果是一口氣順利排出的話，那就沒有問題；但如果是斷斷續續的，沒辦法一次全部排出的話，就可能是生了某種病。

接著，要檢查糞便。先看顏色，確認是不是非常黑。

另外，也一定要檢查是否有成形。有時候是軟便，有時候是硬便，都沒關係，不過如果是沒有成形，接近腹瀉狀態的那種，則姑且先判定可能有問題。

這也和先前相同，如果只有一天有問題的話，請不用太在意；但如果是持續五天以上，就要去醫院做檢查了。

還有，如果是反覆便祕或腹瀉的人，也請到醫院檢查一下比較好。有很多原因會造成便祕，但如果是反覆便祕和腹瀉的話，就有可能是大腸癌，為了以防萬一，一定要到醫院檢查。

關於尿液和糞便，大概檢查這幾項就可以了。

3. 有食慾嗎？

第三個檢查項目是「食慾」。

這其實很簡單，只是單純確認自己有沒有食慾而已。在第一章中，我們也講過「早餐一定要吃」，在這個前提下，確認有沒有食慾就成了一件很重要的事。

有時候，的確也可能出現連續一、兩天「沒有食慾的日子」，但這樣的狀況如果持續五天以上，那就真的有問題了。

4. 量體重

最後一項檢查項目是「體重」。

大家都知道隨著年齡增長，基礎代謝率下降，會變得比較容易發胖。所以不論如何，一天一次，每天在固定的時間量一次體重很重要。

想要減肥的人當然需要量體重，但一般的人，也應該把量體重當做是健康檢查，確實掌握自己的體重。

關於體重，重點在於應維持不增、也不減。

如果沒有什麼特別因素（或想不到什麼特別的原因），體重卻一直下降的話，就是有問題了。

一般來說，依照每個人的體重狀況而有所出入，但基本上，只要進行腸道調理的減肥方式，大概都可以減少個五公斤；可是如果體重減少超過五公斤以上的話，就表示身體出了些問題。所以如果有出現這個徵兆，就應該去看醫生了。

以上是每天早上要檢查的四個項目。這麼簡單，馬上就開始做吧。

■人為什麼不想去看醫生呢？

這一節要講的可能和健康習慣比較沒有關係，想稍微談談「和醫生的相處模式」。

各位平常和醫生是怎樣相處的呢？

大部分的人都是在「身體狀況不好」、「感冒發燒」時，才會到附近的醫院看醫生、拿藥，一旦症狀紓解了，相處關係也就跟著結束。大家都是這樣和醫生相處的吧。

可是，我認為有必要稍微刻意改變一下「和醫生的關係」。

大約在三十年前，大部分的鄉鎮都會有所謂的「小鎮醫生」，這位醫生從小孩到大人，每個人他都認識，也掌握了每個家庭的成員和病歷。

這種「和醫生的親近感」和現在完全不一樣。

當然，這種親近感現在已經很難再現，但即使如此，應該還是要試著去稍微改善和醫生之間的相處關係。

回顧上一節我們提到的「早晨健檢」，假如你已經「連續四、五天有點頭暈」，雖然沒有嚴重到無法上班，但身體就是一直不太舒服——這絕對是很稀鬆平常的案例——在這樣的狀態下，你會馬上有「去看醫生吧」這樣子的念頭嗎？

就我的經驗而言，很少人會覺得醫生就近在身邊，大家還是會想說「有點麻煩」、「要去哪家醫院好呢……」等，就一直拖著不去，這種人占絕大多數。

不過，如果這時候身邊有一位感覺很親近的醫生，或許就會比較輕鬆地認為：「去給〇〇醫生看一下吧！」

這種輕鬆的感覺很重要。

上一節也曾說過，雖然身體連續多天出現狀況，但去醫院檢查時，會驗出嚴重疾病的機率頂多只有5％，大部分的情況，都是很輕鬆的告訴你說：「沒什麼大問題，看起來可能是太累了，加班要適可而止，大概一個星期不要喝酒。」然後診療就結束了。

這樣的安心感，正是「小鎮醫生」所能給予我們的。

只要從信賴的醫生口中聽到「沒問題」，**我們就能真的放心**。然後，只要放心了，就算身體有點疲累，副交感神經的活性還是能夠提升，使得身體狀況與心情也能變好。

無論醫學再怎麼進步，如果遠離了「能讓自己安心的人事物」，任何的效果都會減半。

我這樣說，或許會讓人覺得時代錯亂，不過正因為大部分的現代人都太過忙碌，過著「副交感神經功能低落的日常生活」，所以更要刻意去醫院「認識一個熟悉的醫生」。這是很重要的，我真的這麼認為。

沒有去看醫生的原因

之前曾提過，在「早晨健檢」時如果連續五天發現問題的話，就一定要在一星期內去看醫生——這個規則很重要。

這個規則真的非常重要。

可是實際上，閱讀這本書的人，有多少人會遵守這個規則呢？

如果只是「早晨健檢」的話，可能有很多人會做；但令我擔心的是，應該很少人會遵守「連續五天發現問題時，要馬上去看醫生」這個規則吧。

事實上，這是非常困難的事。

為什麼大家普遍都不去看醫生呢？

我問了很多人不去看醫生的理由，大部分的人都會這麼回答：「因為忙。」

確實，這也是事實。

可是這個「很忙」的理由，多半也只是個方便回答的藉口，真正的原因常常是「**在心底深處很害怕看醫生**」。

「萬一真的檢查出了什麼大病該怎麼辦……」因為先有了這樣的想法，所以就遲遲無法去看醫生。

我非常能了解這種心情。

因為實際上工作真的很忙，再加上「也不是真的痛到不行」、「也不是無法工作」等理由，結果就讓問題這麼一直拖下去。

你是不是也會這樣呢？

可是，這是錯的！

理由有兩個。

第一，在疾病的症狀當中，「疼痛」本來就是很後期才會出現的，「因為覺得痛，所以才去做檢查」、「因為發燒了，所以才去看醫生」，這樣的話，可能已經太遲了。

在疼痛出現前，身體一定會先發出某些警訊，這些在「早晨健檢」中便可以被觀察到。

但如果忽略或是故意忽視這些警訊，等到「疼痛」出現時才處理，那可真是只有壞處而沒有好處。

很多患者，都是等到疼痛出現才來找我，他們都會異口同聲地說：「如果早點來就好了。」

所以，我希望至少你不要犯同樣的錯誤。

第二個原因是，一直不去看醫生，其實「只是把不安暫時往後延」，實際上根本一無是處。

我懂得人們害怕看醫生的心情，也能理解「如果檢查出嚴重毛病該怎麼辦？」的不安情緒——我每天都和這些患者打交道。

但是，**與其把不安暫時往後延，還不如去一趟醫院好讓自己放心**。**醫院是一個雖然「在去之前會不安」，但「去了之後可以安心」的地方**。

如果在看了醫生之後，不安感反而增加的話，那下次不要去那間醫院，改去別家就好了。

四、五十歲的人容易發病，生活又忙，無論在社會中或在家庭裡都是「不可或缺的存在」；所以，不可以「沒時間去醫院」，而應該要養成「定期去醫院，安心後再努力工作」的意識、想法、以及習慣。

現在開始還不遲。為了要讓每天都能安心，請務必要確保身邊有一位熟悉的醫生。

那位醫生一定能為你帶來安心的生活。

■日常生活裡需要的是「調節運動」

想要健康的話，適度的運動是必要的。這不用醫生講，不管是誰都知道吧。

不過在這裡，我要講得更深入些，要談談運動有哪些種類、以及效果。「運動」這個詞，依其目的可大致分為三類，即**「訓練」**、**「調節」**、**「保養」**。

由於我有在負責指導許多一流運動員及其訓練，所以對於這三類的區別有著非常明確的區分，因為這三類不管是做法還是目的都有所不同。

首先，先從一般人對運動的印象最為相近的「訓練運動」開始說明吧。

這個類別也可以換個說法，即「肌力訓練」。

簡單來說，**為了強化自己的身體，如強化肌力和持久力等而做的運動，就是「訓練運動」**。

去健身房時，如果看到有人在舉很重的槓鈴，那就是最純然的「訓練運動」；而在皇居外跑步的人當中，有些人會準確地計算時間，朝自己的目標邁進，這也算是「訓練運動」的一種。

接著，**所謂的「調節運動」是為了調整自己身體狀態所做的運動**。

因為這種運動不會帶給身體超越現有極限的壓力，所以身體也不會因此變強壯。就如同文字所敘述，只是把狀態調節好，以便能夠發揮出自己最好的表現。

足球選手不會在比賽前一天奮力跑步，棒球投手不會在站上投手丘的前一天練投兩百球，那是因為在比賽前一天，並不需要「訓練運動」（肌力訓練）。此時他們需要的，不用說也知道，是「調節運動」——要調整好身體的狀態，為最好的表現做準備。

最後，**「保養運動」是為了讓因為受傷等原因而變弱的部分慢慢修復而做的運動**。如果說「訓練」是從零開始往上加的運動，那麼「保養」就是從負開始設法回歸到零的運動。

到目前為止，各位了解「訓練」、「調節」、「保養」這三者之間的不同了嗎？

「慢慢地、刻意地、有節奏地」走路

為了「放慢腳步過生活」，在本書中我建議的運動是「調節運動」。有一點必須要先澄清，對於那些平日就有在跑步、或是去健身房運動的人，也就是如果你原本就有在做「訓練」的話，繼續下去也是可以的。

不過，對於那些平常就幾乎沒有在運動的人來說，請以「調節狀態」為目的，把一些簡單的運動帶到日常生活裡吧。

在這個前提下，**最適合的就是健走**。

走路這件事，不會給身體帶來什麼負擔，而且對調節自律神經也很有幫助。走路時「噠、噠、噠」的節奏，也可以帶給自律神經調節的效果。

如果走得非常快、以接近訓練的那種步調來走，可以讓交感神經活絡起來；而如果是慢慢地、有節奏地走，則會讓副交感神經活性提升。

除了「慢慢地、有節奏地」走之外，並不需要其他什麼特別的「走法」。

不過有一點希望大家能注意，那就是「**有意識地走**」。

因為這裡所說的健走，其目的既不是肌力訓練、也不是減肥，只不過是為了要調節自律神經，讓血流順暢，以恢復原本的健康狀態。

因此，請一邊確實「想著這個目的」，一邊走路。

這樣的「意識」，有著出乎意料的重要性。

常聽人家說，在做肌力訓練時，「一邊想著要訓練的地方一邊做，效果就會提升」。自律神經也是如此。

只要想著「**我現在是為了調節自律神經而走的**」、「**穩定心情、放鬆、活化副交感神經**」，效果就會提升。

從意識存在的當下開始，自律神經就會展開調節。「意識和自律神經」

正是這樣緊密相連的。

既然同樣是走路，那就「有意識地走」吧！請務必不要忘了這一點。

「樓梯日」也很有效

說到運動，大家很容易聯想到的是穿著運動服、換上運動鞋、做幾十分鐘的伸展操……。不過這裡所建議的健走，其實是非常簡便的。

在上班或回家的途中，「不搭乘手扶梯、電梯」這樣的方式也可以。只是為了調節狀態，不需要太多的幹勁。在走到車站的路上，一邊想著「調節狀態」、「活化副交感神經」，一邊慢慢地、有節奏地走就可以了。

然後，盡可能不要搭手扶梯，走樓梯——這也是一個非常推薦的做法。

如果覺得全程都走樓梯會很累的話，那也可以換個方式，例如「只有這一段走樓梯」，或是「把星期二和星期四訂為『樓梯日』」。

又或者，在回家途中提前一站下車，然後走回家——這個方法也不錯。

無論如何，目的只是要調節狀態而已，所以在不會給身體造成負擔的範圍內**持續進行，這點是比較重要的**。

只要能養成這樣的習慣，就會神清氣爽。衷心希望你也能把這些習慣帶進你的生活中。

■改變一切的「笑臉魔法」

大家是不是常聽到「笑可以治百病」、「只要有意保持笑容，就能遠離癌症」等說法呢。

事實上，這些說法是真的。

笑容確實會影響身體內部，有緩和病狀的效果。科學實驗已經證實，只要保持笑容，副交感神經就會活絡，淋巴球也會活性化，只是這樣便可以提高免疫力。

而且更有趣的是，不是「真心的笑容」也沒關係，「假笑」也有同樣的效果。

假設現在有件討厭的事情讓你焦躁、心情沮喪，交感神經當然也就會較為活絡，使得血流不順；此時，即便不想這麼做，但也請試著強迫自己揚起嘴角，做出「像是在笑的表情」。只要這麼做，自律神經就會有所反應，副交感神經也會因此變得活絡。

「嘴角上揚」這個行為是一個開關，身體會先開始反應，然後自律神經便會進行調節。**最重要的，是要有著「打開開關」這樣的念頭**。

就算無法發自內心的笑，但也應該要刻意做出「像是在笑的表情」，讓副交感神經活化——這種有意識的行為，是最為重要的！

自律神經的狀態是會傳染的

笑容影響的範圍不僅是自己，也會給周遭的人帶來很大的影響。

我身為一個醫生，非常重視「沒事的（大丈夫）」這個詞彙。可能的話，我會盡力帶著笑容告訴我的病患說：「沒事的唷。」

每當病患進來時，我總是笑臉以對，並盡可能以沉穩恬靜的氛圍迎接病患。

如果在病患進診療室的瞬間，看到我擺著很嚴肅的臉，病患就會緊張，反而使得交感神經瞬間活絡。病患是來找我治病的，如果因為看到我可怕的臉而讓血流不順，那不就造成反效果了嘛！

所以，我隨時提醒自己要保持笑容，一方面當然是為了要使自己的自律神經獲得協調，另一方面，也是為了要讓對方的自律神經得以協調。就像這樣，**自律神經的狀態是會傳染的**。

如果有某個人正在生氣、正在大爆走，那種緊張感便會傳染到周遭，導致周圍的人交感神經跟著活絡起來。只要有那麼一個人存在，整個團隊的工作效率就會降低，所以容易使旁人緊張的人（特別是上司和領導者），就更有必要刻意裝出笑容。

不管是在運動時或是在工作中，大家都常說「團隊合作很重要」、「公司最自豪的就是職場的氛圍很好」，這在醫學上來看是正確的。如果你帶著笑容，使得副交感神經的活性提升，周圍的人就會跟著被傳染，而整個團體也就更容易有優異的表現。

擔任團隊的經理或是企劃的領導者，請務必要記住：「**自律神經的狀態是會傳染的，而這也會反映到結果**」。所以，為了要發揮自己的能力，保持「笑容」是當然的；但如果想提高整體團體的表現，保持「笑容」（即便只是假笑）就更為必要了。

馬上照照鏡子，做出嘴角上揚的表情吧。

■嚼口香糖，調節自律神經的奇特妙方

想要輕鬆調節自律神經的平衡，還有一個令人出乎意料的有效方法——「嚼口香糖」。

實驗證明，嚼口香糖可以讓副交感神經活絡，能夠放鬆心情。有些運動選手常常在比賽中嚼口香糖，那絕不是在耍帥，而是為了放鬆、並適度集中精神的方法。

嚼口香糖（咀嚼）這個動作，可以讓大腦的活動更加活化，而且咀嚼時的節奏能帶給自律神經很好的影響。

先前曾說過，健走時「噠、噠、噠」的走路節奏可以讓副交感神經活

絡，而嚼口香糖這個動作也有著類似的效果。

「只是反覆做單純的動作，不知道為什麼心情就會變好，集中力也會適當的提升」——我想很多人都有過這樣的經驗吧。

這種狀態，正是「交感神經高度活絡，而副交感神經也維持在一定活性程度」的狀態，是最理想的自律神經平衡狀態。

有些職場或職業不能一邊嚼口香糖一邊工作，不過如果能夠養成習慣，在休息時間的五分鐘內嚼個口香糖，自律神經的狀態就會確實變好。

如果你想在休息時間抽菸的話，我建議不如做做「1：2呼吸法」和「嚼口香糖」。只要這樣稍微放鬆一下，工作效率就會大大提升，情緒也會更加穩定。

■喝水，這樣才正確！

這節要推薦大家養成的習慣是：「每天『有意識地』喝一．五公升的水」。

人體每天原本就需要補充約三～四公升的水分，不過，這個量是包含了從食物中攝取的水分；扣除該部分，作為「飲料」喝的水大概只要一半就好，也就是一．五公升的水。

尤其在夏天，因為有可能會中暑，所以必須注意不要脫水，對自律神經而言，脫水症狀是大忌。出現脫水症狀的話，副交感神經的活性便會下降，血液流動不順，進而對身體造成各式各樣不好的影響。

另一方面，喝水有提高「胃・結腸反射」的效果。簡單說來，就是藉由水的刺激，讓腸胃開始積極活動。

早上起床喝一杯水，有「防止脫水症狀」、「打開腸胃開關」這兩個作用。

無論如何，為了調節自律神經的平衡，「有意識地」喝水非常重要。

「想像水分流到全身」

我在這裡提出的「有意識地喝水」，其中關於「有意識地」這個部分，可是意外的重要。因為從自律神經的角度來看，「不經意地喝水」和「有意識地喝水」，其測量出的數據差異很大。

這就是自律神經有趣的地方。

只要一邊想像「水分會流到全身，腸胃會開始積極運作，清澈的血液會被輸送到每個細胞」，然後一邊喝水。僅只如此，效果便會提升。

真的是很不可思議，自律神經就是這樣和「人的意識」緊密相連著。

所以我才會呼籲要**養成「每天『有意識地』喝一・五公升的水」這樣的習慣**。

在先前談到「1：2呼吸法」時也有說到，不管是呼吸、還是喝水，只要是「有意識地」做，就能更有效地強化副交感神經的作用。

在你覺得「緊張」、「激動」、「情緒化」等時候，也就是交感神經過於活絡時，請一邊想像著水分流遍全身，一邊拿杯水慢慢地喝。只要做這個動作，就能有效改善你的身體狀態，請一定要試試看。

■「只整理一個地方」，每天十五分鐘的神奇改變

「如果桌子周圍整理得乾淨整齊，心情就會比較平靜」——相信大家應該都有過這種感覺吧。事實上，整理確實能提升副交感神經的活性，具有讓心情平靜的效果。

你的桌子有整理乾淨嗎？

應該有很多人的桌子都是雜亂無章的吧。

雖然如此，在這裡我也不鼓勵大家要做到「澈底整理」；我的建議是：

養成習慣，在結束工作回家前，「只整理一個地方」。

重點是「只要一個地方」。
真的只要一個地方就好。

整理，是調節自律神經

本來嘛，這個習慣的目的就不是為了把自己周邊的環境整理乾淨，而是為了要調節自律神經。

工作了一整天，我們的交感神經當然會非常活絡，而從傍晚到晚上這段期間，照理說應該是轉換為副交感神經較為活絡的階段。但隨著年齡的增長，就會面對「副交感神經活性不易提升」的狀況。

這樣的話，身體就會在無法恢復（副交感神經活性低落）的狀況下進入夜晚，結果疲勞還沒有完全消除，隔天就又緊接著到來——如此便開始了惡性循環。

所以，我要在這裡建議：「回家前只整理一個地方」這個方法。最多花十五分鐘的時間整理就好。今天整理第一個抽屜，明天整理第二個抽屜，後天整理桌上的筆筒。就像這樣，真的只要整理一個地方就好。

如果花了三十分鐘以上整理，那明顯就是整理過頭了。

市面上有些「整理書」會告訴大家說：「要趁想做的時候一次全部做完」。可是，如果是為了要調節自律神經的話，每天只整理一點點會比較有效。

原則上，**整理是「調節自律神經的開關」**，就只是為了這個目的而已。

請不要忘了這個原則，而太過認真整理。

如果真的太認真整理的話，就會不斷想到「那邊也要整理」、「那邊好髒」、「這個櫃子也好久沒整理了」等「非做不可的事」。在這個瞬間，交感神經就會活絡，自律神經也開始混亂，會製造出一種「這也要做、那也要做」的不安狀態，給身體帶來不好的影響。

這樣可就本末倒置了。

所以，只要抱著「沉澱一整天下來的工作情緒」這樣的心情，整理十五分鐘，也就夠了。

更進一步的說，就算只是把錢包裡的東西全部拿出來，好好整理後再放回去——只是這樣也可以讓副交感神經活性提升。

總之，請一定要養成在傍晚時做這些動作的習慣。

從前就常有人這麼講，他們說日本人不慣於公私分明，即使工作已經結束，卻總還是無法從工作模式中跳脫。

這就是副交感神經活性無法提升的原因。

這樣的民族性和文化、生活習慣或許沒辦法一下子改變，那麼最適合的方法就是先養成「回家前只整理一個地方」的習慣吧。
這應該是最好，也是最合適的恢復方式了。

■極致健康法：「切斷惡性連鎖，創造良性連鎖」

第二章到目前為止，講述了關於睡眠、飲食和健康檢查等基本的生活習慣。

而在這章的最後，我想要稍微提一下我所提倡的「極致健康法」。事實上，這是非常重要的觀點。

如果從結論說起的話，我認為極致的健康法就是：「**切斷惡性連鎖，創造良性連鎖**」。

這個「連鎖關係」的概念才正是維持健康不可或缺的要素。

例如，這本書中曾講述過「睡眠」這個主題，各位如果看過那部分，在了解其內容後，應該就會覺得：「品質良好的睡眠有這麼好的效果，我應該要這麼做才對！」

而關於飲食也是，讀過本書後，應該可以確實學到「健康的飲食方法」以及「對於飲食的正確知識」吧。

可是接下來才是問題。

關於睡眠和飲食，只要「遵照本書的健康法」加以實踐，確實就能變健康。這是無庸置疑的。

可是在此，**請你真實地、誠實地重新審視一下自己日常生活**。雖然你已經閱讀了本書，可是你真的會一年三百六十五天，每天都有充足的睡眠，每天都採取理想的飲食方式嗎？

老實說這是不可能的。

只要你（當然我也是）過著普通的生活，一定都會有幾天睡眠不足，也一定會有幾天吃得太多。

這才是日常生活。

也正是因為我們偶爾會出現這些睡眠不足和吃太多的情況，自律神經才會混亂，引起身體上和精神上等各式各樣的問題，進而對工作、家庭和人際關係上產生不好的影響，讓不安和煩惱增多。

就現實面來看，這是無法避免的。

不過，在這樣的情況下，我更希望你能想到「極致健康法」：

要怎麼樣才能切斷惡性連鎖，創造良性連鎖呢？

想想這點，設法「讓自己的身體獲得恢復」或是「重新創造良性連鎖」，這才是最重要的健康意識。

每一個健康法並非各自獨立！

到目前為止，我講述了「睡眠」、「飲食」、「健康檢查」等各式各樣的健康習慣；不過請務必要了解到，這每一種習慣並非只是單獨存在，而是全**部緊密關聯而形成的「一個巨大的健康習慣」**。

例如，「在睡前三小時前吃完晚餐」是理想狀態，但在晚餐吃得很晚的日子裡，睡眠品質就會變差，隔天早上副交感神經的活性就會低下；而副交感神經不活絡的話，工作上就容易缺乏注意力，也無法壓抑情緒，最終便可能引發人際關係的糾紛。

在這樣的狀況下，就應該要有「切斷惡性連鎖」的想法，在隔日一早要比以往更刻意「放慢腳步」，更注意「不要讓副交感神經活性繼續低落」。

這個「**小小的恢復意識**」，正是我最重視的部分。

所有的改變，都要從自身「意識到」的那刻才會開始。認清自身的狀態，具有「讓身體恢復」這樣的意識後，才能透過「1：2呼吸法」或是「有意識地喝水」來調節自律神經。

更進一步來說，在那樣子的夜晚，為了要保有「良好的睡眠品質」，就應該更刻意地、小心地做好準備，這樣的話，隔天一早就能在良好的狀態下醒來，展開「良性連鎖」。

關於極致健康法，我想傳達的就是這個「連鎖關係的概念」。

我並不是要求各位澈底遵守每個習慣，而是希望各位能了解到各個習慣間會相互牽連影響，因此，期盼各位能隨時保持「讓身體恢復」這樣的意識。

因為這才是「**符合日常生活的真正健康法**」。

Chapter 2 放慢腳步過生活，健康習慣 Plus

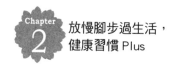

Chapter

3

慢活，
創造優質的人際關係

不論是從前還是現在，大家最煩惱的永遠都是人際關係。
從醫學角度來看，
究竟什麼樣的溝通方式是最健康的呢？
我現在要告訴你的答案，以往從來沒人提過，
那就是以自律神經為基礎的「和他人的相處方式」以及「控制情緒的方法」。
知道這個祕訣的話，你的煩惱馬上就少了一個。

■ Don't Believe Anybody

在第三章中我打算談談人際關係。

在「健康法」的書裡講「人際關係」？可能有些人會覺得怪怪的。不過對自律神經而言，從人際關係中產生的問題正是其最強大的敵人。

好比說「戀愛」吧。

我並不打算談論「戀愛」是好是壞，只是如果單以「調節自律神經」為目的來思考的話，戀愛會是個好例子。如果真心喜歡一個人，交感神經會自然活絡起來；再者，當懷疑自己的男女朋友（或是自己的妻子、丈夫）「是不是出軌」時，交感神經亦會變得活絡，晚上當然也就會失眠了。

而在副交感神經活性沒有充分提升的情況下，翌日，身體狀況便會不好，工作效率也會低下、注意力亦無法集中。

雖然，「戀愛」只是極端的例子之一，不過人際關係確實是讓自律神經混亂的主因。

例如在工作上，當我們指示部下工作時，只要一想到「為什麼這傢伙這麼笨」的瞬間，血液就會變濃稠，交感神經便會活絡。結果，當血液循環變差後，葡萄糖無法順利送到腦部，判斷能力因此下降，進而無法控制自己的情緒，最後就會自然而然的罵出：「為什麼你這麼笨！」

如此一來，交感神經又會更加過度活絡，結果就是讓周圍的緊張感增加，使得職場全體人員的自律神經平衡就此崩壞。

這真的是最糟糕的連鎖反應！

所以，這絕不是和自己無關的事。我是自律神經的專家，從我的角度來看，「健康和人際關係」有著密不可分的關係，而且彼此更會交互影響。

到達英國的第一天，就聽到一句震撼人生的話

在思考人際關係時，我總是會謹記一句話，那就是「**Don't believe anybody**」。

或許有人會覺得「誰都不要相信！」這種想法很冷漠，但是這句話裡卻蘊藏了很深的含意。

之前曾經說過，當我在英國的醫院工作時，曾遇到一位叫做Mark Stringer的優秀醫生。而事實上，在我去英國的第一天，他最初傳達給我的訊息就是「Don't believe anybody」。

那一天，他看到從日本去的我，在完全不知道我的個性和工作態度的情

況下，就斬釘截鐵地跟我說：「我完全不相信你。」

當然，我那時只覺得「這個人怎麼那麼討厭」，在初次見面就說那樣的話，再怎麼說這樣也太沒常識了吧。

不過，他完全不在意地繼續說：

「現在，我教你外科的基本，那就是『Don't believe anybody』。」

老實說，在那個當下我並沒有理解他這句話的真正含意。

不過，在後來跟他一起工作的過程中，以及走過一段人生旅途後，我慢慢打從心底理解並接受：「原來如此，確實是『Don't believe anybody』呢！」

我們外科醫生在做手術時，自身要負擔起所有的最終責任。在攸關性命的現場，絕對不允許有任何「動搖」；一旦動搖的話，自律神經就會混亂，判斷就會出錯，那也正意味著「患者會死」。

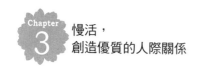

但是，不管在什麼場合，總是會有一些小狀況或是預料之外的事情發生。手術室裡也不例外。

在那個當下，最容易動搖自身情緒的因素是什麼呢？那就是「他人初步犯的錯誤」。

你一定也有過這樣的經驗。在一個很重要的場合中，有人犯了初步的錯誤；在遇到那種事的瞬間，一定會想：「為什麼會犯這麼簡單的錯誤！」、「怎麼會忽略那麼基本的部份！」、「本來就應該要做好準備吧！」，因而憤怒至極。

氣到七竅生煙講的就是這樣的情形。

但回到手術現場，這樣的憤怒情緒對患者而言並不會產生好的結果，即使再怎麼生氣，情況也不會好轉。

在錯誤和問題發生時，最需要的，是一顆冷靜的頭腦，如此才能選擇最好的對策並加以執行。

換句話說，這時需要的正是副交感神經活絡、血流順暢的狀態。

而為了要創造出這種狀態，就需要「Don't believe anybody」這樣的想法——不管是誰、犯了怎麼樣的錯誤，結果都還是「相信旁人的自己」不對。只要有這樣乾脆果斷的覺悟，就能做好萬全的準備和確認，之後，不管在什麼時候、發生什麼事情，就都能保持冷靜的態度了。

我到現在也還是非常重視這句話。

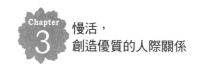

不為人際關係煩惱的祕訣，就是「保持頭腦冷靜」

「誰都不要相信！」聽起來好像很冷漠，但這絕不是要你在人際關係上變得疏遠的意思。充其量只是為了要讓自己的頭腦保持冷靜，讓自律神經安定所使用的字眼（想法）而已。

身處高位的人，由於遇到各種問題的機會也多，因此這種人更需要隨時抱持著「Don't believe anybody」的想法。

雖然沒有必要特別對著誰說「我完全不相信你」，不過在心裡某處，一定要想著「Don't believe anybody」，不管發生什麼事都要冷靜處理。

這樣的心理準備（或者說是覺悟）是必要的。

在情感上，「相信人」是一件很棒的事；不過從醫學角度來看，我誠心建議「Don't believe anybody」。

如果真的能夠這樣保持頭腦的冷靜，就應該可以減少因人際問題而造成煩惱的機會了。

可能有人會覺得，為了「放慢腳步生活」這個目的而採取「誰都不要相信」的想法，兩者間似乎有點違和。但我本身就是如此，一邊秉持著

「Don't believe anybody」的想法以保持冷靜，同時也刻意保持「隨時放慢腳步」的意識過著生活。

■神奇溝通術的祕密：調節對方的自律神經

無論是誰，每個人都會希望對方「能聽我說」、「能理解我」。

為了達成這個目的，最重要的就是「**要讓對方處於能聽得進的狀態**」。

舉例而言，假設我要跟來找我的病患說明病情，但由於這個病患處於不安、輕微歇斯底里的狀態，所以就算我跟他說了，他也不會聽進去。

在說話時，最重要的，就是要讓對方能在平心靜氣地傾聽氛圍下進行。

進一步而言，**使對方的副交感神經活絡、血流順暢，就是讓對方能把話聽進去的的最大祕訣**。

常會看到上司對部屬用很快的速度滔滔不絕地說話，也不知道他是在指導對方、還是在下指示，但老實說那樣一點意義也沒有，對雙方而言都不會有任何的好處。

對上司而言，用很快的速度滔滔不絕地說話時，交感神經一定會過度活絡，因此會失去冷靜的判斷力，變成沒有辦法正確說出「真正該說的話」。

另一方面，（被認為是在）聽上司說話的部屬，他的交感神經也會處於高度活絡，沒辦法做好接收情報、吸收情報的準備。

結果，這樣的溝通就變成只是單純的情緒宣洩，沒辦法得到任何效果。

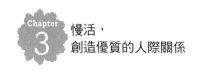

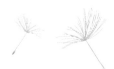

把你的自律神經狀態傳染給對方

自律神經的狀態本來就是會傳染的。

大家應該都有過這樣的經驗，當身旁有一個人因為要上台發表而非常緊張時，自己也會受到影響，跟著緊張起來。

這就是自律神經（的混亂）在互相傳染。

也就是說，想要對方聽自己說話，首先就必須喚醒自己的副交感神經，然後把這種平靜的狀態傳染給對方。

此時，最有效的方法就是「**慢慢說**」。

首先，你先試著刻意把自己說話的速度稍微放慢。

只要這麼做，就可以讓「雙方的關係」、「對方傾聽的態度」產生很大的改變。

如同在本書中提過好幾次的，**刻意「把說話速度放慢」是很重要的**。

從這個想法產生的瞬間開始，自律神經就會開始調節。進入這樣的狀態後，你就能恢復平靜，然後把這樣的狀態傳染給對方。

所以，不管是在一對一交談中、還是在會議裡發言、抑或是在很多人面前發表言論，不論是什麼場合，請在要開始說話的前一秒告訴自己：「慢慢說吧！」

要這樣說給自己聽，對自己催眠。

只要這麼做，副交感神經就會活絡，不論是說的人、還是聽的人，緊張感多少都會降低些。

若說到「很會說話的人」，大家的第一直覺可能都是想到那些用很快速度啪啦啪啦說話的人；但如果你仔細觀察，就會發現真的很會演講的人、或是很會說服別人的人，他們都會把「**重要的事慢慢說**」。

如果你只是想要發洩情緒的話就算了，但如果想要確實傳達內容給對方的話，請務必要放慢說話的速度。

從醫學觀點來看，這才是最有效的溝通祕訣。

■「好像快要生氣」時，我該怎麼辦？

從這一節開始，要來談「憤怒的管理」。

當我們憤怒的時候，血液會變得濃稠，交感神經活絡，血管收縮、血流不順，這些先前都曾提過，相信大家也都知道了。

所以不管是在工作上，還是為了健康，最好都不要「生氣」。

不過，我雖然這樣說，但其實到幾年前為止，我都還是一個不管遇到什麼問題就憤怒不已的人。

可是，當我看到生氣時的自律神經數據和血流狀態時就知道：「在這樣的狀態下，馬上就會產生血栓，導致死亡」。

請再次清楚的認識到，「生氣」就是這麼一種會對身體造成巨大損害的情緒。

年紀越大就會越難以控制情緒

管理憤怒是一件很難的事。

人們常說「年紀越大，越容易生氣」，從醫學角度來看，這是真的。年齡到了四、五十歲以後，副交感神經的活性會越來越低，情緒當然也就越來越難以控制。

而話一旦罵出口，交感神經又會更加活躍，情緒便更難以控制。在這樣的惡性循環下，會對周圍亂罵一通，惹人討厭。

你身邊也有這樣的人吧。

為了管理憤怒，首先我建議「總之先沉默」這個方法。

先前提過，秉持著「Don't believe anybody」這個念頭，有時確實能有效抑制憤怒，但也會有某些情況是無法這麼順利解決的。

此時，總之就是先保持沉默。

如果自己覺得：「啊，好像快要生氣了！」那請先澈底的保持沉默。

「自己覺得快要生氣」→「這樣覺得的話，就沉默」

這個流程非常重要。

人的憤怒是一件很不可思議的事，在自己覺得「好像快生氣」的瞬間，氣其實就已經消了百分之五十。在生氣的瞬間，交感神經會立刻活絡起來；可是在客觀看待「自己好像對此事快要生氣」的瞬間，副交感神經又會重新恢復活性。

在這個階段，只要刻意保持「總之先沉默」的念頭，憤怒就會慢慢消失，副交感神經也會再度活絡。

至於要怎麼處理眼前發生的事情（憤怒的起因），就等副交感神經活絡、血流順暢之後再慢慢想就好了。

也有很多情況是會讓人想當場亂罵一通，不過此時請先冷靜，沉默看看。這種做法明顯有益於健康，而且人如果不是處於健康狀態的話（血流順暢、腦部功能正常運作），就沒辦法讓事情往好的方向發展。

總之請先沉默，等氣消了後，再想想要講什麼。

請刻意保留這樣的時間間隔。

一旦憤怒，就會讓自律神經持續混亂三～四個小時

既然提到憤怒，就順便補充一點：因憤怒而混亂的自律神經狀態會持續

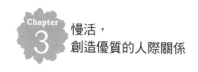

多久呢？

當然，每個人都不同。不過一般而言，憤怒所引起的自律神經混亂大概會持續三～四個小時。

雖然表面上看起來確實已經不生氣了，但自律神經一旦陷於混亂，就不會那麼容易恢復到原本的狀態。三～四個小時，那可是一段很長的時間呢。

請這麼想：如果一早就生氣的話，那麼最少在中午前都無法恢復，專注力和思考力也會明顯下降；再者，如果一天生氣個兩次的話，那一整天就算報銷了吧。

憤怒對健康既不好，在忙碌的生活中又會徒然浪費一天，還真是一無是處。

對於領導者或經理等身負重任的人來說，他們的壓力當然很大，由於帶領著眾多的部屬，自然也就會有許多令人生氣的地方吧。

但是從醫學角度來看，生氣也無法解決任何事情。

其結果往往只是降低自己的成效、打亂周圍人們的自律神經平衡、使整體的效率變低、浪費時間、並讓健康狀態惡化而已。

總是爆怒的人請一定要認清「這個事實」。

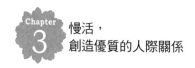

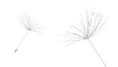

■被罵時，打開「檢驗的開關」

上一節談到的是「自己生氣時的狀況」，那在這一節就來談談「被罵時的應對方式」吧。

被罵，也會讓人陷入自律神經大亂的情況。

人在被罵時會產生很多複雜的情緒，反省、沮喪、懊悔、傷心等各種情緒會紛紛湧現。從自律神經的角度來看，「情緒動搖」不是一件好事，因為當人在有情緒反應時，交感神經會活絡，血流不順，腦部機能會無法正常運作。

被罵時，先開啟檢驗開關

因此我在此建議：「**總之先開啟檢驗開關**」這個方式。

當我們面對「被上司罵了」、「接到顧客投訴」、「客戶有抱怨」……等各式各樣的挨罵情境時，請先不要變得情緒化，而應馬上展開自我檢驗。

在感覺到「啊，被罵了」的瞬間，不要想太多，馬上開啟「檢驗的開關」吧。

例如，可以問自己以下幾個問題：

- **我真的應該因為這個問題而被罵嗎？**
- **如果我確實應該因這個問題而挨罵，那到底是哪裡不對？怎樣不對？**
- **要如何才能處理這個問題呢？**

- **對方最生氣的是哪一點？**
- **又要如何才能不再犯下同樣的錯誤？**
- **如果不是自己的問題，那麼為什麼這個人會對我生氣呢？**

就像這樣，總之請先分析狀況，做出檢驗。

當然，不管是誰，只要被罵了，回到座位後也同樣會做出類似的「自我檢驗」。

可是，那就已經太遲了。

身為一個自律神經的專家，我強烈建議，一定要在「**被罵的當下**」檢驗自身。

理由很簡單，因為自律神經一旦出現混亂，之後要恢復原狀就很難了。

如果因為被罵而讓交感神經活絡的話，就算回到位子後想自我檢討，也會變得不容易冷靜思考。

那時或許就會認為「為什麼我非得被說成這樣不可！」而感到生氣，或是覺得「為什麼我會犯這麼簡單的錯誤！」而變得沮喪——在自律神經平衡被打亂的情況下面對問題，只會讓情況更加惡化而已。

總歸一句話，「從一開始就不要讓自律神經混亂」，這點非常重要。

也就是說，最佳的預防對策就是「打開檢驗的開關」。雖然臉上露出溫順的表情，但頭腦還是要不斷冷靜地自我檢驗；不要正面接收對方的情緒，只要一直反問自己就好了。

請一定要採取這種處理方式，讓它變成一種習慣。

■把煩惱變「有形」，輕鬆避免不安情緒

煩惱是造成自律神經混亂的主要原因。

不用醫生說大家也都知道，在人際關係上出現問題、或在工作上有所不安的話，交感神經就會活絡，副交感神經功能也會偏低，因為那是一種持續緊張、激動的狀態。

在這種情形下，我建議採取的方法是：「**不管如何，先把所有事情寫下來**」。

「在頭腦裡思考」的這個行為，本來就有一種「無法做好整理，容易在原地打轉」的特質。

大抵上，讓人煩惱的事情多是陷入某種狀況，或是「無法馬上找到解決方案」，抑或是「雖然有解決方案，可是無法執行」。

而不管是哪一種，都很容易進入「怎麼辦……，可是什麼都沒辦法做……」這種在原地無限打轉的循環體系中。

可是，如果像這樣不斷在同一件事情上打轉的話，就會造成自律神經的混亂，進而使得血流不順、頭腦無法正常運作、情緒無法控制等情況，這樣下去，假如仍繼續煩惱，就會讓思考更加混亂，最終演變成更壞的結果。

「無法具象」的東西會讓人不安

所以，請暫時把思考拋在一旁，先將一切都寫在紙上吧，不管是什麼狀況或情緒，全部都先寫下來。

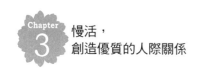

像這樣，「**把問題具象化**」是很重要的。

和主管之間的問題、顧客的投訴、與部屬間的人際關係、家人的事、小孩的問題、金錢上的煩惱等，不管是什麼內容都沒關係。不限於人際關係，不管什麼煩惱、問題都可以，只要是那些讓你猶豫或是斟酌再三的事情，就把它全部寫下來。

實際付諸行動後就會知道，寫下這些問題的時間，最多只需要五～十分鐘而已；但是在腦袋裡思考的話，可能就得花上三十分鐘、一個小時、甚至一直無邊無際的想下去……，這麼長的時間，在書寫上來說是不可能的。所以寫寫看吧，你將會大感意外，只要五分鐘，你就可以把所有的問題寫完。

如何，這下你知道「思考」就只是在原地打轉了吧！

不過，即便寫下了煩惱，但老實說我並不知道「是否就可以因此解決」。這樣說起來好像很不負責任，不過「煩惱是否解決」，會依個案不同而不同，這個問題我無從置喙。

但不論如何，**把煩惱寫在紙上，讓它「有形」化，並藉由第三者的立場來看這些煩惱的話，確實是有助於調節自律神經的**。

這點我可以用醫生的人格保證。

在腦袋裡，問題不會形成具體的形象，只會一直無限迴圈，讓人不安；但只要一寫下來，使其變成有形之物的話，心情就能稍微安定下來——最重要的，正是要先獲得這種「稍微的安心感」，之後再來面對問題就好。

動手寫時，請不要思考太多，只要專心把想到的事直接寫在紙上就好。

如果是心裡想著「為了解決問題而寫」，那反而會有無形的壓力。所以應該要以「反正就是寫，讓它變得『有形』」、「確認煩惱以調節自律神經」等心情，很單純地動手寫下來就好。

想要解決煩惱的話，就必須在血流順暢、葡萄糖能確實輸送到腦部時，才有辦法做到；也因此，必須先創造出這樣的狀態，才能面對問題。

這是從醫學角度來看，最合裡的方法。

■計劃性的宣洩不滿

只要有工作，就會遇到很多令人想要抱怨、想要宣洩不滿的時刻，簡單的說，這些都是「生氣的瞬間」。

我原本也是個急性子的人，所以常有這樣的情況發生。

可是如果順著那時的情緒而爆發憤怒和不滿的話，不管是在人際關係上、還是在健康方面，都得不償失。

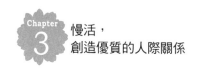

這裡我想要建議一個習慣，就是：「**要有計劃性的宣洩不滿**」。

如同字面上所說的，在心中升起憤怒、不安、埋怨不滿的瞬間，並不是馬上吐出「感覺和內容」，而是要暫時思索一下「**要在什麼時候、哪裡**、什

麼時間點、以何種方式說出不滿會比較好」，要透過這樣的方式來訂立計劃與實行。

如果能有這樣的緩衝時間，就暫時不會在交感神經過度活絡的情況下抱怨不滿了。

為「沒有出口的怒氣」找個「出口」

那麼，接下來要講具體的方法。

如果聽到「先思索不滿，然後再計劃性地說出吧」，相信大多數的人都不會說「原來如此，接下來就這麼做吧」，而應該都是想「就是因為沒辦法這樣，才煩惱啊」。

我非常了解大家的心情。

就我的經驗而言，我也是一遇到令人生氣的事，就會很想「當場」把那樣的憤怒處理掉，如果萌生的憤怒沒有宣洩出來的話，就會讓沒有出口的怒氣在自己的心裡噗滋噗滋持續沸騰。

因此，我想到的方法是：**為「沒有出口的怒氣」找個「出口」**。做法真的很簡單。

在一天結束、工作即將告一段落前，設定一個「**思索時間**」，所謂「思索時間」是指計劃「該怎麼向對方表達自己的憤怒與不滿」的時間。

這是很單純的發想，不過出乎意料的，對壓抑情緒卻非常有效。

- 當部下犯錯，頓時感到一股火氣往上衝。
- 出了某個問題，不安在心裡逐漸擴散。

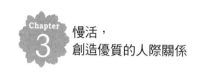

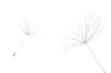

當發生這類事情時，我們會因為看不見「目標」（解決對策）而大大感到不安，這就是所謂的「沒有出口的怒氣」或是「看不見的不安」。

在這樣的不安定狀況下，我們的自律神經就會混亂、血流變得不順，於是，我們就會在思考品質下降、無法控制情緒的狀態下面對問題。

可是，在這樣的狀態下面對問題的話，不僅找不到解決方法，還會讓情緒更加不穩定。

再加上，四、五十歲正是副交感神經活性容易下降的年紀，而一旦副交感神經活性下降了，就會有三個小時無法回復過來。所以，只要出了一點小小的麻煩，就會讓我們浪費掉半天的時間。

為了不要掉進這樣的陷阱裡，先設定「暫時性的目標」吧。

那也就是一天結束前的「思考時間」。

部屬犯錯時，你會想：「搞什麼嘛！」

但是，在那個瞬間就要馬上決定：「等到『思考時間』再來想想要怎麼解決這個問題。」

人的思慮是一件很不可思議的事，只要一下決定，思考就可以暫時停止。也就是說，可以讓自律神經暫時停止陷入混亂的狀態。

「調節好自律神經後」，再來面對問題

事實上，在「思考時間」裡要如何面對問題、如何解決問題，都已經不重要了。因為此時的自律神經已經達到協調、血流也順暢，只要在這樣的狀態下就能盡可能想出最好的方法。

如果到了此時仍是有所不滿的話，就請先用冷靜的頭腦想出最有效的方法：「對誰說？怎麼說比較好？要在什麼時間點說出不滿比較好？」

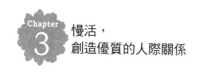

不過就我的經驗來說，在事後回想問題時，常常也會跟著自我反省，發現「我自己也有問題啊」。

講一個實際發生的小例子。

有次有幾位客人來找我，我跟助理說：「請你去買三杯咖啡、一杯紅茶。」

三杯咖啡和一杯紅茶，這其實是很簡單的任務。

可是，他買來四杯咖啡……

在那個瞬間，「你到底怎麼聽的！」、「連小學生都不會犯這種錯誤吧！」等念頭瞬間閃過我的腦中，如果是以前的我，一定會當場爆發。

可是當場爆發的話就太過幼稚了，也會讓客人覺得過意不去。所以我把問題留到了「思考時間」再想。

就這樣，當我把事情擱置一段時間後再回想時，就覺得「相信他的我也有不對的地方」，因為在本章的第一節就講過，所有事物的根本原則是「Don't believe anybody」；換句話說，如果一開始我就能充分理解這個大原則的話，就會採取更確實的方式傳達消息，或許寫字條給他會更好。

上面所述，雖然是個很小的例子，不過在這世上有很多事情都是類似這樣，不是嗎？只要把這次得到的教訓活用到下次就好。如果那時當場罵他的話，絕不會有什麼好結果。

只要是過生活，就一定會常常感到憤怒或不滿。可是即使把那些情緒都爆發出來，大部分的事情也還是無法解決，不僅如此，還會讓事情更惡化、讓周遭的氣氛變差、更嚴重的問題是——不利於自己的健康。

所以，只要一有怒氣和不滿時，當下請先沉默，把困擾擺到「思考時間」去吧。

接著，做約兩分鐘的「1：2呼吸法」，喝口水，如果有時間的話也

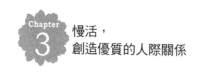

可以看看天空，然後，就當做什麼事都沒發生過，繼續做該做的事。

比任何事情都重要的，是不要讓自律神經混亂。

然後，不管有任何煩惱或問題，都等自律神經調節好後再去面對。

這才是最合理的「面對問題的方法」，也是最好的「控制情緒的方法」。

而且，這才是「放慢腳步生活」的真諦。

Chapter 3

慢活，創造優質的人際關係

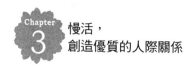

Chapter

4

正確管理時間，改善「人生品質」！

為了要放慢腳步生活，時間的分配很重要。
在什麼時間？做什麼事？
事實上，只要重新審視這個組合，
每分每秒的效率就會驚人的成長。
這是醫生傳授的「配合身體狀態的時間管理術」。
跟著做，你的生活也將跟著改變。

■把握戰鬥力最強的「黃金時間」

最後的第四章以「正確管理時間，改善『人生品質』」為主題，從醫學的角度來解說「時間管理術」和「面對不安的處理方法」。

市面上許多經營管理、自我啟發一類的書裡都會提到時間管理，可是幾乎沒看過有哪本書是從醫學角度來論述「最合理的時間管理術」。

因此，希望本書所論述的內容能提供給各位做參考。

人的身體，本來就會有時處於適合思考的狀態、有時處於不適合思考的狀態。

閱讀本書至此的讀者們應該也大該可以猜想得到，在交感神經活絡的狀態下，是非常不適合思考的；此時心跳加速、血管收縮、血流不順，所以葡萄糖無法充足被輸送到腦部；再加上呼吸變淺，要不斷換氣，所以專注力也會降低。在這樣的狀態下，就算再怎麼想思考，頭腦也不會運作。

與其相反的狀況是，當副交感神經活絡、交感神經活性卻偏低時，其實也不適合做創造性和思考性的工作。比如吃飯後和睡覺前，就是這個時間段的代表例子。

那麼，什麼樣的狀態才是最適合做創造性和思考性的工作呢？

答案就是「**交感神經、副交感神經兩者都維持高度活性的時候**」。

聽到這個答案，一時之間或許很難理解，但簡單來說就是「**早上**」的時候。

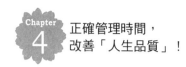

浪費掉戰鬥力最強的「黃金時段」，一整天的效率就會大幅降低

人在早晨時，會從副交感神經活絡的狀態切換到交感神經活絡的狀態，這是身體為了要開始一天的活動，而開始踩油門。

之後，副交感神經活性會逐步下降，不過在中午前副交感神經的活性都還可以維持在高水平。

也因此，這個時段除了血流順暢、葡萄糖可以充分被運送到腦部之外，同時也藉由交感神經的作用，讓身體處於適合活動的狀態。

早上就是這樣的狀態，真的是思考的「黃金時段」，也可以把這段時間比喻成一天裡的「戰鬥時間」。

一定要在這段時間內做「最需要用腦的工作」，像是要思考新的企畫案、精確查出問題點並尋求解決方案、分析情報並研究出新的戰略等，總之「需要用腦的工作」都應該在這段時間內進行。

在這個腦袋最靈光的「戰鬥時間」裡，如果拿來做些寄信、連絡、或報告等工作，從醫學上來看是非常沒有效率的。

特別是四、五十歲的人，由於是副交感神經活性開始下降的年紀，只要錯過「黃金戰鬥期」，當天的成果就會大幅下降。

時間管理的基本原則是「在適當的時間裡，分配最適當的工作」。

依照工作內容和職場的不同，有很多工作可能無法完全按照自己的意思分配時間；不過在允許範圍內，「在戰鬥時間裡做思考性工作」，這是你需要最優先考慮的時間管理方法。

千萬不要浪費掉「黃金戰鬥期」。

把時間分段，在前一天決定好「要做的事」

接著下再往下細談，來想想「黃金戰鬥期的使用方法」吧。

人的注意力本來就只能持續一個半小時，這在醫學上、體能上都已經被證實了（即使每個人會有些微差異），想要兩個小時、三個小時以上的長期集中精神是不可能的。

因此，在中午前做「用腦的工作」時，必須把這段時間再細分為兩段或三段時間。

要分成兩段或三段，依個人方便即可。我通常會採取「三段切割法（一個小時一段）」。

1. 九點到十點。

2. 十點到十一點。

3. 十一點到十二點。

我會事先決定在這三個時段裡「分別要做什麼」。

事實上，「先決定」這個行為很重要。

早上到公司後才開始想「今天要做什麼呢」，這樣就會浪費「戰鬥時間」；而且「要做什麼呢」這小小的猶豫，也是讓副交感神經活性降低的原因。

所以，要做哪些事情應該在前一天就想好，盡可能在很順利、沒有多餘負擔的狀態下開始一天的工作。

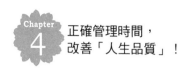

如此一來，就能在自律神經協調的狀態下展開工作，馬上就能進入理想的精神集中狀態。

大家可能會覺得這只是微不足道的小事，但如果想要穩定發揮優秀的能力，就必須持續關注到這些細微的地方，確保副交感神經的活性能維持在高水平（或是不要下降）。

在工作空檔，做一些「提昇副交感神經活性的訓練」

上段有提到要將時間分段，而在每段時間結束後（一個小時～一個半小時），一定要休息一下，做些讓副交感神經活性提昇的訓練。

最簡單的方式是「1：2呼吸法」，而緩慢地上下爬一層樓梯也不錯。上下爬樓梯和健走一樣，有「噠、噠、噠」的律動，所以能在不對身體造成疲累的程度下，有效地讓副交感神經活性自然提升。

另外，如果可以的話就到外面一趟，看看天空、吹吹風，再做一些「1：2呼吸法」。能這樣是最好的。

不管怎麼說，一個小時內集中精神做事的話，交感神經應該會活絡很多，而且坐辦公室的人姿勢都維持不變，血流也會因此不順。雖然只做一個小時的工作，通常不會有「好累～」的自覺症狀，可是身體的狀態實際上卻已經遠離「真正健康的身體」了，專注力會明顯下降。

所以，請不要忽略這個時間段中的空檔，「讓身體恢復」非常重要。如果讓交感神經持續活絡、副交感神經活性持續下降的話，之後就很難恢復了。

四、五十歲的人更要特別注意這點。

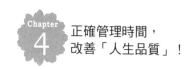

四、五十歲的人，絕對需要「依照自己的身體狀況做時間管理」！

下午的時間依照工作不同（或依個人不同），可以有不同的使用方式。我會在下午的時間安排「會談」的行程。

早上要徹底做需要思考的工作，吃點午餐後，下午再安排和人見面。和人見面談話時，交感神經會適度活絡，所以開上一、兩個會議，每個會議約一～兩小時的話，是非常好的時間利用方式。

然後到了傍晚時，由於副交感神經在此時會轉趨活絡，不要打擾到它，要讓自己慢慢進入冷卻狀態。在出辦公室前，先只打掃桌子周邊的一個地方，完成後，就帶著平靜的心情回家。

以上即是順應自律神經的運作，最合乎醫學的「一日流程」。

當然，如果是要花很多腦筋思考的會議，那就安排到早上會比較好，或是排入定期會議，總之必須依現實狀況做適當的調整。

不過，不管如何，對我們而言，最為必要的就是**在充分了解自己身體狀況下，做出最合理的時間管理**。

說白了，四、五十歲時，由於工作的質和量都上升，但同時卻是體力反而比年輕時衰退，為了彌補這個落差，更需要嚴密考慮「在適當的時間裡做適當的事」。

「放慢腳步生活」和「依照自己的身體狀況做時間管理」，這兩件事乍看之下好像是想反的，但絕不是如此；只有更加有效率地利用時間，才能讓工作效率提高，並預防過度忙碌，也才可以讓我們達到「放慢腳步過生活」的結果。

能夠放慢腳步生活的達人們，大多都是很會利用時間的人。

希望你也能成為其中一員。

■把不安留在白天，用積極心態擁抱夜晚

在這節裡，要談一下關於睡前時間的利用方式。

在本書中已經多次提到，在工作、健康、人際關係、控制情緒等各個面向上，睡眠都很重要。

我們甚至可以這麼說：**每天的睡眠決定了自律神經的平衡，也會左右翌日的效率。**

很多因素會讓睡眠品質下降，例如「酒喝太多了」、「吃飯到睡覺前沒有保留足夠的間隔時間」等，不過這裡想特別提出來講的，是「不安」這個因素。

不管是誰，只要有「在意的事情」，就會睡不好。

只要一想到「為什麼我會做出那樣的事啊……」（對過去的不安）、「關於那件事，不知道能不能處理好……」（對未來的不安），就會在床上躺個三、四小時也睡不著。這樣的經驗應該每個人都有過吧。

老實說，人生會發生很多事，所以如果偶爾有這種情形發生的話，也沒辦法。

不過，過了一定的年齡後，於公於私責任都增加了，煩惱和壓力也隨之增加。這樣一來，「在意的事情」必然會增加，而「因為一直想而睡不著」的日子也會跟著增加。

再加上，四、五十歲後，副交感神經活性下降，本來就容易遇到「很難有好的睡眠品質」這樣的問題。這真的是個嚴峻的時期啊。

在睡前留個「反省時間」

因此，我建議大家養成一個習慣，那就是「寫日記」。

說到寫日記，可能有很多人會想「沒辦法做那麼麻煩的事啦」、「反正也沒辦法持久」。不過我並不是要大家寫多完整的日記喔！

我希望大家寫的只有兩件事：

「今天一天中失敗的事」和「讓自己感動的事」。只要寫這些就好。

真的很希望大家能養成把這兩件事「稍微做個紀錄」的習慣。

理想做法，是在吃完飯、洗完澡，「接下來只等著睡覺」的時候，花三十分鐘到一個小時的時間，安排一個安穩舒適的「一日反省時間」。

這個時間是副交感神經活絡、身體放鬆、準備進入睡眠的狀態，所以可以在不會太情緒化的狀態下反省一天發生的事。

好好把握這段時間，首先問自己：「今天一整天，有什麼事不順利呢？」

然後很多事就會浮現在心頭，「工作沒有按照進度進行」、「和部屬及同事說話時太嚴厲了」、「讓客戶生氣了」、「對小孩太嚴苛了」等，一定會想到幾個問題。

條列式也沒關係，只是先把這些事寫下來，並沒有必要在此時思考解決方案。

在第三章〈把煩惱變『有形』，輕鬆避免不安情緒〉一節裡也有提到，總之就是先寫在紙上，只要把煩惱變「有形」，心就會暫時平靜，這樣就好了。

就算沒有解決任何一個問題，只是「把煩惱寫在紙上使其具象」，但從

中也能改變事情和自己的距離，方便我們客觀審視。

當然，如果對於那些問題能夠有「明天就這樣做做看」、「用這個方法試試看好了」等解決問題的想法，那就太棒了；但即使當下沒有想到任何解決的方法或方向也沒關係，只要想著：「關於這件事，就留到明天早上十點到十一點的『戰鬥時間』裡思考吧！」這樣也就夠了。只要決定好解決的時間，不安的程度就會暫時減半。

人們都不想面對自己的失敗或在意的問題，可是如果把這些事擱置不管的話，它們還是會在腦子裡再度出現，結果就會打擾到睡眠。

雖然沒有必要在晚上努力找出「解決方法」，不過先在當天面對問題，把它們「有形化」也是很重要的。

這就是減輕不安，導向優質睡眠的方法。

切換正面情緒，進入睡眠模式

寫完「失敗的事」，接下來就要寫「感動的事」、「順利進行的事」。內容多微不足道都沒關係，總之這個時候重要的是要把心情切換到正面的情緒。

「在會議上，事情有些進展」、「和○○的溝通進行得很順利」、「可以跟主管報告好消息」、「孩子學會△△了」等，什麼事都可以，一定要寫出一件「好的事情」。

就這樣，讓一天在「好的事情」當中結束。

在就寢前的時間，反省一整天的行為，簡單寫下「失敗的事情」和「好的事情」。這樣把意象「有形化」的方式，可以讓情緒不致於過度起伏，並可當做「一天結束的儀式」，很順利地進入睡眠模式。

持之以恆，這個習慣慢慢會成為生活的一部分，也就不會覺得困難了。剛開始時可能會覺得有點麻煩，但還是希望各位能繼續下去。

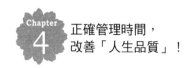

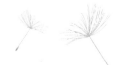

■一週間的時間利用法：有效彌補體力和工作量的落差

到目前為止，談了不少「一整天的時間管理」，接下來要談談一整週的時間運用。

「隨著年齡增長，工作的質和量都增加了……」，應該很多人都有這樣的感受。和年輕時比起來，技術和經驗都提升了，所以相對的，工作的質和量也增加了，這是理所當然的。

可是，另一方面，體力卻是明顯衰退。

四十歲、五十歲人的時間管理，重點就是「彌補落差」。

這聽起來很理所當然，但實際上會刻意做時間管理的人卻是少之又少。為什麼呢，因為四、五十歲的人要採取和「年輕時的時間管理」完全相反的思維邏輯。

四、五十歲的「工作落差」初體驗

在此，請你回想一下你的工作歷程。

二十幾歲時開始工作，然後會慢慢進入工作忙碌的時期。雖然確實真的很忙，可是現在回想起來，那時之所以忙碌，與其說是因為「工作很多」，倒不如說是因為「自己能力不夠」。那時正是這樣的時期吧。

在那個時期，反正就是先努力地習慣工作、讓能力提升，利用過剩的體力不斷努力。那時正是這樣容易讓人理解的時期吧。

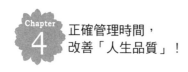

接著是**三十幾歲**時，這時真的是非常忙碌的時期，同時也是技術突飛猛進的時期。和二十幾歲比起來，體力雖然稍微衰退，不過並不會明顯影響到工作。

或者應該說，此時已經累積年資、能力增加、工作效率也提升了，所以變成「漸漸可以應付忙碌工作的時期」。

然後，來到**四十幾歲**、**五十幾歲**。

我們在這個時期第一次感受到「工作增加，可是體力卻衰退」的真實落差。

這樣也就算了，偏偏此時又正是二、三十歲時生的小孩最難以應付的時期，金錢的花費也變多了，另外還有父母親的養老問題。這真的是一段面臨時間緊迫、精神紛雜的時期。

就這樣，負擔和壓力都倍增、需要應付的問題像山一樣高，但體力卻確實衰退，副交感神經活性也急速下降，血流當然也就不順，專注力、思考能力、情緒控制力等各方面的能力程度也都會下降。殘念，落差只會越來越大。

一直說這些嚴肅的事情感覺真可怕，可是這也是四十幾歲、五十幾歲時，所必須面對的現實。

話說回來，面對這麼嚴酷的現實，如果還只陷於「每天忙碌生活」的話，就會忽略掉「落差」，而做出和年輕時一樣的時間管理——「把行程排得滿滿的」。

你也是這樣吧？

事實上，這是個很大的陷阱。

四十幾歲、五十幾歲的人確實擁有很優秀的能力，只是那些能力沒辦法「長時間、大量地」發揮。

再說得明白些，這個年紀是「無法過度做事的年紀」、「只要過度做事的話，反而會讓效率降低的年紀」。

四、五十歲後，如果不綜合考量現實問題、體力問題等各式各樣的因素去安排行程的話，一定會在某些地方出紕漏。

或是在工作上出錯、或把身體搞壞、或是與家人等人際關係的分崩離析……，一定會在某個地方發生問題。

引發問題的真正原因有很多，不過我就我的分析，「所負責的事件量」和「處理能力的極限」之間的落差也多少有些影響。

將時間「刻意留白」

在這裡我要推薦**「一個星期留白一天」這樣的時間管理法**。

我自己是這麼實踐的：每週四，一整天都不安排任何行程。

老實說，我本身也是「超」忙的。我知道大家都會覺得：「與其留那麼一天，倒不如排些別的行程進去。」

事實上，在四十幾歲前，我也是一天都不休息，而把行程排得滿滿的。

可是，有天我突然發現：「這樣只是讓所有事情的效率降低而已」。因為太忙碌了，所以無法看到事情的全貌，工作上會出紕漏，也無法正確判斷事情的優先順序；同時，就是因為行程排得太滿，所以會出現無法因應臨時變更的實際問題。

結果，這樣的行程造成了不該有的壓力，反而讓自律神經混亂，效率變得更低，就這樣落入了惡性循環。

因此，我下了一個決定，就是一個星期留白一天。不是假日，而是在平日找一天，一整天都不排行程。

我也深切的知道，在忙碌的日常生活中要空出一天是非常困難的事，可是，正因為我留了這麼一天的「空白日」，才能有效掌握工作整體；更好的是，心情能因此變得比較輕鬆。

而也因為可以在空白日歸零，所以一整週的「安心感」會完全不同。因為可以安心，所以自律神經當然就會獲得比較好的調節，使得我能更穩定發揮較好的成效。

非常忙碌的四、五十歲人們可能會覺得：「在這麼忙碌的生活當中，實在沒辦法空出一天。」

但你只要做做看，一定可以的！只要你實踐過這樣的時間管理後，一定會覺得：「我怎麼不早一點這麼做呢！」

如果因為現實考量，真的無法空出一整天的話，那我建議不妨先從「把星期三下午空出來」或是「空出半天」開始。

一開始先這樣就可以了。

如果連這樣都沒辦法的人呢？

那就試試看「星期四下午三點到五點絕不安排任何事情」，實驗性地從「**空出兩個小時的空白時間**」開始也可以。

總之，試著下定決心，實踐「時間留白」的時間管理法吧。

在空白的時間裡，可以綜觀一整週的工作全貌，也可以「慢慢」思考之後的方向性、做法、優先順序等事情。

如果做了這些事還多出一些時間的話，就整理一下桌子周邊，或把書架上的書重新排列也可以。只做這些事也可以讓副交感神經活化。

如果待在公司時常有人找你說話，或老是有電話打到公司找你，那也不妨帶著需要用到的資料，到附近的咖啡廳度過空白的時間。

這就是「**放慢腳步生活的工作型態**」。

對每天都很忙碌的人來說，要他空出一段空白時間或許在一剛開始會比較難，不過只要實踐的話，一定會感受到其效果。

然後應該會有「沒有空白時間，就沒辦法工作」的感覺。

■別急，「找東西」應該先這麼做！

接下來要談的是「找東西」，雖然這可能稱不上是時間管理。

從結論而言：**要先確定「尋找時限」，然後才開始找東西**。

在平常的生活中，一定有「欸，我把那樣東西放哪了？」、「找不到那份資料！」的情況發生，常會有需要尋找東西的時候，此時，我們就會拚命尋找。但即便在這樣的情況下，也要意識到應該是讓副交感神經活性上升（或是不要下降）。

通常我們在找東西時，一定都會在充滿「怎麼辦、怎麼辦……」的不安情緒下胡亂尋找，結果就不是那麼順利。

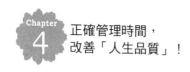

找東西時，最重要的，就是要冷靜。

交感神經高度活絡，將對尋物不利

開始尋找前，優先設定結束時間，決定「尋找到某個時間點為止」。

通常我們都是在「因為是很重要的東西，所以要一直找下去，直到找到為止」的意識下（就算是無意識的，也會在潛意識裡這麼認為）開始尋找。

可是實際上，我們不可能找上個三、四天。所以「直到找到為止」在現實上是不可能的。

但大部分的人都會給自己壓力，覺得「不管怎樣，一定要找到！」所以就會在交感神經活絡的狀態下繼續尋找。

從很多層面上來看，這都是非常沒有效率的。

在交感神經高度活絡的狀態下，血流不順、頭腦運作能力下降，所以「尋找的能力」也必然下降。在這樣的狀況下，如果找得到的話也就罷了，但如果找不到的話，就會演變成「在副交感神經活性低落的狀態下，開始思考『替代方案』」——這是最糟糕的狀況。

在東西不見時就已經夠焦慮了，之後一定無法想到好的替代方案；同時，副交感神經一旦下降，就必須花上三個小時才會恢復——總的來說，這等於浪費了半天的時間。

「找東西」還真是自律神經意外的敵人啊！

把「最糟的狀況」具體化

在發現「欸，怎麼沒看到○○！」的瞬間，最重要的是**在當下就決定**

「找東西」的「結束時間點」。

在開始尋找東西前，就要決定「反正先努力找個十五分鐘，如果找不到的話就馬上來想替代方案」。

這個「決定」是重中之重。

只要能決定這樣的緩衝時間或是結束時間點，就可以安心、專注地展開尋找，即使是在「需要的東西不見了」的危急狀況下，也能夠比較冷靜地讓頭腦運作。

然後，很不可思議的是，人只要知道「最糟就是這樣的結果」以及「具體的未來想像」的話，就能比較安心。

也就是說，讓「先找十五分鐘，如果找不到的話就馬上來想替代方案」這個最壞的狀況變得「具體、有形」是非常重要的。

優秀的經營者們在談論到風險管理時常說：「反正就先假想最糟的狀

況。」

為什麼他們會假想最糟的狀況呢，因為這樣會比較安心。雖然發生的事情是最糟的，不過只要變得「具體」、有先思考過其狀態，就會比較安心。

另外，在尋找東西時，也不能讓自己處於「如果找不到的話怎麼辦……」這種曖昧不安的情緒中。

即便當下的狀況非常惡劣，但也請先設定「先找十五分鐘，如果找不到的話就馬上來想替代方案」這樣明確的形式，如此才能在比較安定的心情下專心找東西。

以上正是不讓自律神經混亂，尋找東西時所該有的態度。

雖然只不過是找東西而已，但一定要先決定結束的時間、預想好最糟的狀況後，再開始尋找。

面對不安的因素時，更要在「令人安心的狀態下」思考

到目前為止，我們前面討論的都是找東西。在此，稍微改變一下觀點，同樣的概念在「尋找解決方案」時，也同樣適用。

請先想想在職場和家庭裡發生問題時的情形。

在那個當下，如果採取「要一直思考下去，直到想出好的方法為止」，這樣的做法是不明智的。

先前也提過，人的注意力頂多只能持續一個半小時，而可以思考的「戰鬥時間」是在中午前。另外，在飽受壓力的狀況下，交感神經會活絡，血流不順，葡萄糖會無法充分被運送到腦部，使得各種能力顯著下降。

這些都是人類與生俱來的特性。

如果不順著這樣的特性而強迫自己思考的話，只會讓效率降低而已。

假如真的是面對非解決不可的問題時，則應該先把狀態調整至能讓人發揮最大能力的程度，之後再開始處理問題。

例如，在早上九點半時召集必要的成員，並定下「十一點半結束」這個期限。

並訂定「在今天十一點時，從大家提出的方案當中，選出一個當作解決方案」，或是「如果在今天的會議中，真的找不到解決方案的話，明天同一時間再開會」這樣具體的「讓事情結束的條件」。

就像這樣，定下「讓事情結束的條件」後，人就能安心，便可以集中注意力在問題上。

團隊成員安心的話，自律神經就能調節好，大家就可以讓頭腦發揮最大程度的運用，也可以預防出現情緒化的反應。

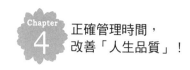

希望大家能確實採取合乎醫學理論的開會方式、解決問題的方法，讓事情可以更有效率地進行。

不用說大家也知道，「非解決不可的問題」是一個很大的不安因素，可是，「有不安因素」和「在不安的狀況下思考」是兩回事。**正因為有不安因素，所以才要盡可能創造出「令人安心的狀態」，然後才開始處理問題**。

請務必記住這點。

當然家庭問題也是一樣。

如果是真心想解決問題的話，不妨放首大家都喜歡的音樂、做做「1：2呼吸法」等，待副交感神經活化到某種程度後，再開始討論問題。

如果情況允許的話，也可以找一間舒適的露天咖啡廳，邊看天空邊討論。能這樣是最好的了。

遇到嚴重的問題時，可能不會有「放些音樂吧」、「到露天咖啡廳去吧」

的心情，不過從醫學角度來看，創造那樣的環境其實非常重要。只要製造出這樣的環境，就可以讓自律神經獲得調節，問題就等於解決一大半了。

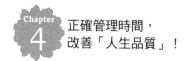

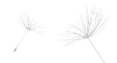

■人們犯錯的「五大因素」

本書的最後，要來談關於「人們犯錯的五大因素」。

這是與自律神經息息相關的問題，也是決定「人生品質」的重要因素，所以我把這個項目放在最後來講。

各位有想過自己犯錯的模式嗎？

我曾反省過自己所犯的錯誤，發現到其中有幾個固定的模式，接著又注意到這幾個模式都是因為自律神經混亂所造成的結果。

其實本就是如此，人不會在完全沒有任何理由下就突然犯錯。

從醫生的角度來看，必然是「如果犯錯，那就代表是某個身體問題所造成的」。

反過來說，只要知道「自己是因為什麼原因才會犯錯」，就有很高的機率可以事先預防錯誤發生。

各位不覺得這是很有趣的話題嗎？

那麼，就讓我們具體來看「人們犯錯的五大因素」。

1. 沒有自信。

2. 沒有充裕的時間。

3. 遭遇未知的事物。

4. 自己的身體狀況欠佳。

5. 周圍的環境不好。

我們犯錯時，大抵都是符合上述模式的時候，請各位回想一下過去犯的錯誤，一定也是因為其中一項（或是幾項）造成的。

不用說大家也知道，這「五大因素」全是會造成自律神經平衡大崩潰的重要因素。

換句話說它們都是「**不安的根源**」。

沒有自信一定會不安；「沒有時間」而慌亂時，心裡當然也會不安；和不認識的人見面時也是一樣；要發表時也常常會因為「資料不齊」、「不清楚會場的狀況」等環境因素而產生不安；然後，如果身體狀況又欠佳的話，就會讓不安更加擴大了。

這些不安會讓交感神經活絡、副交感神經活性降低，於是就會讓人們無法達到平常該有的水準，結果就犯錯了。

雖然不能把所有的責任都怪罪於自律神經，不過如果能稍微調節好自律神經的平衡，應該就可以減少錯誤。

找出不安的根源

為了減少犯錯，就必須調節好自律神經；然而，為了調節自律神經，就一定要追根究底地找出「不安的根源」。

實際做做看吧，做法其實很簡單。

只要想想剛才舉出的「五大因素」裡，是什麼讓你感到不安就好，這樣你心頭一定會浮現一、兩個因素，例如「已經很沒自信了，再加上身體狀況不好，所以今天才會如此不安」。透過此，就可以進一步認識「不安的根源」。

看起來很簡單，但事實上這非常重要。

這正是本書多次提及的「有形化、具象化」的行為。

當然，只是這樣做並不會讓不安消失，「沒有自信」並不會突然改善，「身體狀況欠佳」也不是說好就能好的。

不過，光是讓「不安的根源」明確化，就可以讓自律神經的平衡獲得一定的調節，因為就如前面曾多次提及的，「意識」和「自律神經」彼此間具有非常緊密的關聯。

面對不安與自律神經的失衡時，一定要冷靜找出「不安的根源」和「五大因素」，這完全不難，只要稍微注意一下，想一下就好了。

就只是這麼做，身體便會敏感地反應，使自律神經開始調節。

把不安因素一個一個消除

另外還有一個方法對於事先防範錯誤也滿有效的，那就是把「五大因素」盡可能的消除。

比如說，假設今天身體狀況欠佳，但又非得和不認識的人見面不可。在這個狀況下，你當然一定會感到緊張、不安。

光這樣就已經很辛苦了，如果又再加上沒什麼時間的話，那會陷入怎樣的精神狀態呢？我想，在各方面都讓人倍加不安、交感神經過度活絡的情況下，應該會真的陷入恐慌狀態吧。

這也正是「很容易犯錯」的狀態。

那麼，接下來就是重點了。

引發犯錯的「五大因素」裡，包含了「自己無法控制的項目」，以及「自己可以避免的項目」。在此把這兩種分開來看。

如果是已經決定「和不認識的人碰面」的話，那麼「遭遇未知事物」的這個不安因素就是必然而無法迴避。

但是，「調整身體狀況」和「保留充裕的時間出門」這些因素，則是可以比較容易去實行的；另外，好好確認「見面地點」和「準備資料」等環境因素，也是可以消的不安因素之一。

不過，如果今天只是單純地憂心「要和不認識的人見面，所以很不安」、「要在眾人面前發表，所以很不安」、「因為客戶很兇，所以很不安」，因為很籠統模糊、沒有具體形式，也就沒辦法把不安因素消除了。

所以，要利用「五大因素」，確實檢討「是什麼讓自己不安的呢？」、「哪項可以避免，哪項則不行呢？」。如此一來，即使不安因素還在，也可以讓自律神經的平衡保持在一定的水準。

只要做到「五大因素當中，可以避免的就先避免」這一點，副交感神經的活性就能提高，心情也會平靜很多。

常犯錯的人、容易緊張的人、很容易就感到不安的人，請你們一定要試試看。

把不安因素明確化，盡可能消除「那個不安因素」——這也是為了「放慢腳步生活」的一個重要意識。

如果是因為沒有自信、沒有時間、初次體驗、準備不足所以擔心不安的話，一定要暫時停止，然後冷靜地問自己：「這當中有什麼因素是可以消除的嗎？」

在這瞬間，你的自律神經就會開始調節。

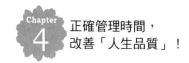

後記　為了獲得真正的健康

感謝各位把這本書看到最後。

後半部寫得比較不像健康書籍，用比較像是經營管理、自我啟發類書籍的樣式呈現，不過我認為不管是什麼祕訣、什麼方法，重要的是「醫學上合不合理」。

因為不管是工作上的成功，或是良好的人際關係，全部都是以「真正的健康狀態」為基礎。

既然各位已經看完本書了，就希望各位能真的養成正確的健康習慣——也就是讓副交感神經活絡，讓優質血液能被輸送到每個細胞的生活習慣。

我不會要求各位將這二十七個項目「全部遵守」，只輕鬆實踐一個或兩個都好。

然後，再把這些習慣介紹給更多的人。

這樣，就會有越來越多的人能得到「真正的健康」，就可以支撐、維持這個國家。這是我身為一個醫生，能驕傲地稍微盡點醫生職責的事。

這本書的靈魂是：「放慢腳步生活，可以走得更遠」。

這裡所說的「遠」，當然可以說是「長壽」，但也可以說是「人生的高處」。

換句話說，就是成功和幸福。

總之我們因為想要爬到「人生的高處」，所以會焦慮、著急。因為強烈地想著「想要讓自己的人生更有意義！」所以就容易猛踩油門，加快腳步。

但是，身為一個醫生（或說是身為一個人），我常想：「若有一些不同的路程也不錯吧！」

不是猛踩油門、讓速度加快，有時把排檔打到低檔，放慢腳步生活，這才是能走得「更遠（人生的高處）」的真正祕訣，不是嗎。

我是這麼想的。

你怎麼認為呢？

「放慢腳步生活，可以走得更遠。」

（ゆっくり生きれば、遠くまでいける）

不管是為了維持健康，還是為了讓你的人生更加璀璨，我都希望你能記住這一句話。

當你覺得對健康有所疑慮時、或是對人生迷網、抑或是碰到什麼困難而沮喪時，希望這本書的一字一句都能成為「小小的希望」，增加你的勇氣。這樣我也會很開心的。

不用著急，放慢腳步生活。

有時停下來，看看天空，深呼吸。

這些「慢活的意識」，應該可以把你引導到最美好的未來。

二〇一二年十月　小林弘幸

慢一點，小林弘幸的究極健康法

每天 15 分鐘的神奇改變

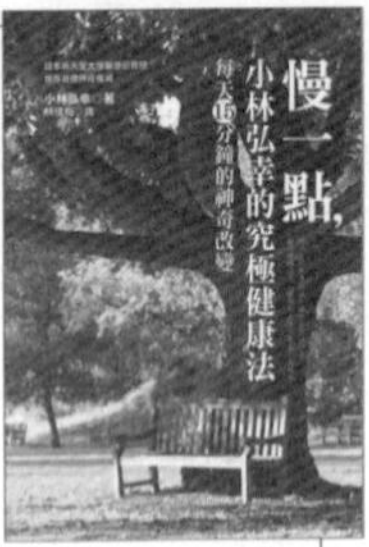

作　　者　小林弘幸
譯　　者　林佳翰

發 行 人　林敬彬
主　　編　楊安瑜
副 主 編　黃谷光
責任編輯　陳亮均．王艾維
內頁編排　詹雅卉（帛格有限公司）
封面設計　高鍾琪
編輯協力　陳于雯．曾國堯

出　　版　大都會文化事業有限公司
發　　行　大都會文化事業有限公司
11051 台北市信義區基隆路一段 432 號 4 樓之 9
讀者服務專線：（02）27235216
讀者服務傳真：（02）27235220
電子郵件信箱：metro@ms21.hinet.net
網　　　址：www.metrobook.com.tw

郵政劃撥　14050529 大都會文化事業有限公司
出版日期　2016 年 3 月初版一刷
定　　價　300 元
I S B N　978-986-5719-75-3
書　　號　Health+82

Yukkuri ikireba toukumade ikeru fukukoukanshinkei de saikou no jinsei wo teniireru
by Hiroyuki Kobayashi

First original Japanese edition published by DAIWA SHOBO Publishing Co.,Ltd. Japan.
Chinese (complex) rights arranged with DAIWA SHOBO Publishing Co.,Ltd.
Japan. through CREEK & RIVER Co., Ltd. and CHINA NATIONAL PUBLICATIONS IMPORT AND EXPORT (GROUP) CORPORATION

4F-9, Double Hero Bldg., 432, Keelung Rd., Sec. 1, Taipei 11051, Taiwan
Tel:+886-2-2723-5216　Fax:+886-2-2723-5220
Web-site:www.metrobook.com.tw　E-mail:metro@ms21.hinet.net

◎本書於 2013 年 12 月以《神奇的慢活療癒人生：小林弘幸的健康手帳》出版。
◎本書如有缺頁、破損、裝訂錯誤，請寄回本公司更換。

Cover Photography: shutterstock / 136458284.

大都會文化 METROPOLITAN CULTURE
大都會文化

國家圖書館出版品預行編目 (CIP) 資料

慢一點，小林弘幸的究極健康法：每天 15 分鐘的神奇改變 / 小林弘幸著；林佳翰譯.
-- 初版. -- 臺北市：大都會文化, 2016.03
224 面；14.8×21 公分
譯自：ゆっくり生きれば、遠くまでいける：副交感神経で「最高の人生」を手に入れる
ISBN 978-986-5719-75-3（平裝）

1. 健康法

411.1　105002192

大都會文化　讀者服務卡

書名：**慢一點，小林弘幸的究極健康法：每天 15 分鐘的神奇改變**

謝謝您選擇了這本書！期待您的支持與建議，讓我們能有更多聯繫與互動的機會。

A. 您在何時購得本書：______ 年 ______ 月 ______ 日

B. 您在何處購得本書：____________ 書店，位於 ____________(市、縣)

C. 您從哪裡得知本書的消息：

1. □書店　2. □報章雜誌　3. □電台活動　4. □網路資訊
5. □書籤宣傳品等　6. □親友介紹　7. □書評　8. □其他

D. 您購買本書的動機：（可複選）

1. □對主題或內容感興趣　2. □工作需要　3. □生活需要
4. □自我進修　5. □內容為流行熱門話題　6. □其他

E. 您最喜歡本書的：（可複選）

1. □內容題材　2. □字體大小　3. □翻譯文筆　4. □封面　5. □編排方式　6. □其他

F. 您認為本書的封面：1. □非常出色　2. □普通　3. □毫不起眼　4. □其他

G. 您認為本書的編排：1. □非常出色　2. □普通　3. □毫不起眼　4. □其他

H. 您通常以哪些方式購書：(可複選)

1. □逛書店　2. □書展　3. □劃撥郵購　4. □團體訂購　5. □網路購書　6. □其他

I. 您希望我們出版哪類書籍：（可複選）

1. □旅遊　2. □流行文化　3. □生活休閒　4. □美容保養　5. □散文小品
6. □科學新知　7. □藝術音樂　8. □致富理財　9. □工商企管　10. □科幻推理
11. □史地類　12. □勵志傳記　13. □電影小說　14. □語言學習（_____ 語）
15. □幽默諧趣　16. □其他

J. 您對本書（系）的建議：

K. 您對本出版社的建議：

讀者小檔案

姓名：______________ 性別：□男　□女　生日：____ 年 ____ 月 ____ 日

年齡：□ 20 歲以下 □ 21 ～ 30 歲 □ 31 ～ 40 歲 □ 41 ～ 50 歲 □ 51 歲以上

職業：1. □學生 2. □軍公教 3. □大眾傳播 4. □服務業 5. □金融業 6. □製造業
7. □資訊業 8. □自由業 9. □家管 10. □退休 11. □其他

學歷：□國小或以下 □國中 □高中／高職 □大學／大專 □研究所以上

通訊地址：________________________________

電話：（H）______________（O）______________ 傳真：____________

行動電話：______________ E-Mail：______________

◎謝謝您購買本書，歡迎您上大都會文化網站（www.metrobook.com.tw）登錄會員，或至 Facebook（www.facebook.com/metrobook2）為我們按個讚，您將不定期收到最新的圖書訊息與電子報。

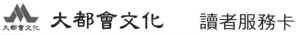

慢一點，
小林弘幸的究極健康法
每天15分鐘的神奇改變

北區郵政管理局
登記證北台字第9125號
免貼郵票

大都會文化事業有限公司
讀者服務部 收

11051 台北市基隆路一段432號4樓之9

寄回這張服務卡〔免貼郵票〕
您可以：
◎不定期收到最新出版訊息
◎參加各項回饋優惠活動

大都會文化
METROPOLITAN CULTURE

大都會文化
METROPOLITAN CULTURE

大都會文化
METROPOLITAN CULTURE

大都會文化
METROPOLITAN CULTURE